MANQUE DE PEAU

Coëtquen Editions
BP 95008
35150 Janzé

www.coetquen.fr

ISBN 978-2-84993-398-5

Dépôt légal : 2e trimestre 2022

Impression : BoD – Books on Demand, Norderstedt, Allemagne

Photo de couverture : © New Africa - Adobe Stock

BÉNÉDICTE HERBIN
CHRISTOPHE RAMOND

MANQUE DE PEAU

Coëtquen Editions

À la mémoire du professeur Jean-Claude Roujeau

Préface : introduction à la pathologie par le professeur Jean-Claude Roujeau.

Postface : regard philosophique posé sur l'expérience par Philippe Cabestan.

Bénédicte Herbin :

Diplômée d'une maîtrise en géographie, c'est dans le domaine de la visite médicale qu'elle s'épanouit professionnellement. Atteinte successivement d'un cancer puis du syndrome de Lyell, elle est aujourd'hui en invalidité.

Christophe Ramond :

Praticien en psychothérapie, art-thérapeute, didacticien et superviseur. Il est membre de l'École française de Daseinsanalyse (archive Husserl, rue d'Ulm).

Jean-Claude Roujeau

Ancien chef de service de dermatologie à l'hôpital Henri Mondor, spécialiste du Lyell et auteur de communications sur le sujet.

Philippe Cabestan

Président de l'École française de Daseinsanalyse, auteur de nombreux ouvrages de philosophie existentielle.

Préface par le professeur Jean-Claude Roujeau

Bénédicte Herbin rapporte ici son expérience de victime de l'une des maladies les plus ignobles qui soit, la nécrolyse épidermique toxique NET, alias syndrome de Lyell. Elle a souhaité que j'en écrive la préface en tant que spécialiste.

Ce livre est écrit avec pudeur, avec justesse et sans haine, ce qui me paraît le plus admirable. Chacun de ses propos est véridique autant que douloureux. Aucune des victimes ayant subi un tel calvaire ne pourra éviter quelques larmes à sa lecture. Il en sera de même, ce fut mon cas, pour chaque soignant qui s'est battu contre cette maladie, et probablement aussi pour les lecteurs qui la découvriront.

Je crois essentiel que les étudiants en médecine le lisent. L'immense majorité d'entre eux ne rencontrera jamais cette maladie. Mais ce livre est aussi une leçon d'humanité, dont leurs manuels sont trop dépourvus.

La maladie subie par Bénédicte Herbin est ignoble à plus d'un titre. Parce qu'il s'agit d'une variété particulièrement grave, sans doute la pire, d'allergie médicamenteuse. Aucun industriel du médicament, aucun pharmacologue, aucun médecin prescripteur ne devrait en ignorer l'existence, la gravité et les souffrances dont elle est responsable. Un quart de ses victimes en meurent. Aucune n'y survit sans séquelles. Peu de ces séquelles sont transitoires, peu sont accessibles à un traitement d'efficacité souvent partielle, trop sont gravement invalidantes (altérations de la vision, difficultés respiratoires ou digestives, cicatrices inesthétiques, relations sexuelles douloureuses, cauchemars récurrents...). Cette maladie est d'autant plus ignoble qu'elle est prescrite sur ordonnance. L'absence d'erreur de prescription dans la grande majorité de cas ne peut consoler que le prescripteur.

Les médicaments susceptibles d'induire de telles souffrances sont en nombre extrêmement faible. Pourquoi sont-ils encore utilisés malgré un tel risque ? Parfois faute d'alternative efficace. C'était le cas pour Bénédicte Herbin. La prescription était alors justifiée, il n'existait pas d'autre choix. Ce qui est intolérable, c'est que ce même médicament, une fois ses risques connus, ait été largement et longtemps utilisé en Afrique... parce qu'il était beaucoup moins coûteux que d'autres, aussi efficaces et beaucoup moins dangereux. Trop de médicaments à risque restent prescrits, par habitude, alors que des produits aussi efficaces et dépourvus d'un tel risque sont disponibles.

Cette maladie est rarissime, mais d'une horreur rarement égalée. Pourquoi les industriels du médicament s'investissent-ils si peu dans les combats nécessaires pour mieux la connaître, mieux la traiter et en diminuer les risques ? Dans ma carrière, j'ai parfois cru comprendre une raison majeure, toujours évoquée à demi-mot. La première compagnie pharmaceutique qui s'investirait sérieusement, c'est-à-dire à grands coûts, dans un tel combat, risquerait de s'exposer à la rumeur : *« S'ils s'intéressent autant à ce sujet, c'est sûrement parce que leur dernier ou leur prochain médicament comporte un risque élevé »*.

Les notices des médicaments mériteraient d'être améliorées. Un risque de nécrolyse épidermique toxique y est souvent mentionné. Trop souvent sans autre raison que celle d'une protection légale préventive (« vous étiez prévenus »). Comment beaucoup des prescripteurs, comment les utilisateurs pourraient-ils comprendre la signification d'un risque dont la gravité et la fréquence leur sont inconnues ou mal connues ? Seuls les survivants à cette infâme maladie seront terrifiés, souvent au point de renoncer à un traitement indispensable, au prétexte d'un risque en pratique inexistant.

Que cette préface trop technique ne vous détourne pas de la lecture du livre de Bénédicte Herbin. Son écriture est limpide. Elle n'entre pas dans des considérations médicales hermétiques. Elle est du côté de celles et ceux qui souffrent. J'ai toujours cherché à traiter ces patients avec humanité. La lecture de ce livre avant la fin de ma carrière m'aurait aidé à faire beaucoup mieux.

Chapitre 1

J'adore le mois de juin et ça tombe bien, on est au mois de juin. Les mois de printemps et d'été, et particulièrement ce mois-là, sont des mois de lumière où les jours sont si longs que l'on a l'impression que l'on peut vivre plus. Le printemps déjà bien installé a un air d'été : il fait déjà des températures dignes d'un mois d'août, et moi j'adore ça, la chaleur ! Ça annonce une sacrée canicule si ce climat se poursuit dans les semaines à venir. On est le 19 très exactement, jour de l'anniversaire de Maman. Il ne faut surtout pas que j'oublie de l'appeler avant de sortir. Sinon, c'est une journée tranquille : j'ai certes beaucoup de rendez-vous, mais ils ne commencent pas tôt. Ça me plaît, car je ne suis pas matinale. Par ailleurs, je ne suis aucunement dérangée de terminer tard dans l'après-midi.

Je porte un joli tailleur vert d'eau, qui est de loin ma couleur préférée, et il me semble ne pas avoir l'air trop endimanchée. À dire vrai, je déteste porter des tailleurs ou tout pantalon, jupe, chemisier tiré à quatre épingles. Je serais la plus heureuse si je pouvais exercer mon métier en jeans, tee-shirts et baskets. A contrario, j'aime beaucoup me maquiller, en veillant bien sûr à ne pas en faire trop. Je trouve joliment amusant de me colorer les lèvres, suivant le petit haut ou le pull porté, et plus encore d'habiller mes yeux pour les faire ressortir, mes yeux qui se font remarquer, déjà par leur couleur : plus ou moins bleu gris-vert, suivant le temps ou suivant ce que veulent en voir les gens, et par leur aspect ensuite : très clairs au centre avec un liseré foncé sur le pourtour. Et moi, malicieusement, je souligne le tout d'un trait de crayon noir et d'un peu de mascara. Je suis loin de me douter que ces gestes simples me deviendront impossibles dans quelques semaines.

Je suis déléguée médicale, ou visiteuse médicale. C'est la même chose, mais le terme de « délégué » fait plus sérieux, plus professionnel. Rémunérée par mon laboratoire pharmaceutique, je vais de médecin en médecin porter la bonne parole. À savoir que, dans des situations similaires, les médicaments de mon labo sont meilleurs que ceux des concurrents, études à l'appui. Études et surtout mon baratin. Quoi qu'il en soit, l'activité de délégué médical permet de bien gagner sa vie, en tout cas à cette époque. Et plus encore pour les générations antérieures. L'arrivée des génériques, les déremboursements, les lois anti-cadeaux, bien que légitimes à mon avis, ont rendu le métier de plus en plus difficile. Sans compter le nombre croissant de médecins ne pouvant plus ou ne voulant plus nous recevoir.

Revenons à cette matinée de juin déjà bien entamée qui s'annonce sous les meilleurs auspices. Quelque chose pourtant ne tourne pas rond. J'ai la tête lourde et les yeux qui piquent depuis mon réveil. Je décide alors de me regarder dans la glace. À ma grande surprise, je me vois le visage tout rouge et comme une conjonctivite à chaque œil. De plus, j'ai les lèvres gonflées et d'un rose vif, ce qui n'augure rien de bon. Pour finir le tableau, bizarrement, je me sens extrêmement fatiguée. Est-ce l'intuition féminine ou l'image que je vois dans le miroir, je sais tout de suite que c'est grave. Je prends ma voiture et file à l'hôpital.

Chapitre 2

Me voici arrivée aux urgences. Au triage, je me présente à la personne compétente, une infirmière débordée qui organise courageusement ces lieux avec une amabilité très relative. À sa décharge, il y a un monde fou : des patients pas toujours très patients et trop souvent mal-aimables eux aussi. Il faut dire qu'au moins 75% des personnes présentes ne devraient pas être là, mais chez leur médecin traitant, ou avoir fait appel au service SOS Médecins. *« Peut-être est-ce mon cas »*, me dis-je, mais la suite des événements me prouvera que j'ai bien fait de venir directement aux urgences. Ce trop-plein de monde engorge le service, créant des tensions entre le personnel et les malades, et entraîne une surcharge de travail importante et inutile pour les soignants. Quoi qu'il en soit, c'est à mon tour pour un tête-à-tête avec l'infirmière-Cerbère. Déjà gênée par mes lèvres tuméfiées, je tente de lui expliquer ce qui m'arrive. Elle ne me regarde pas. Elle ne semble d'ailleurs pas plus m'écouter. C'est d'un geste rapide et d'une voix sèche qu'elle m'envoie m'asseoir avec tout le monde. Me voici parmi les petits et les grands, les râleurs, les souriants, les odorants, les indiscrets, etc. Je suis censée attendre qu'on m'appelle.

Prenant mon mal en patience, je me laisse aller à mes pensées. Je me dis que, si j'avais la rougeole ou la variole, je serais tranquillement en train de contaminer les personnes présentes. Ces deux maladies sont devenues rarissimes grâce aux campagnes de vaccination, mais restent très contagieuses, voire mortelles, y compris chez les adultes. Aurais-je attrapé une autre maladie bizarroïde capable de vous faire trépasser ? Trépasser en moins de temps qu'il n'en faut pour l'identifier sur le net ? De toute façon, je vais de plus en plus mal, et pourtant, je ne suis là que depuis quinze minutes. La cour des miracles qui m'entoure me dévisage avec plus ou moins de sympathie, plutôt moins d'ailleurs. J'ignore alors comment mon visage a évolué depuis mon dernier regard dans le miroir.

Il me revient soudain que je connais depuis peu le chef de service de dermatologie, le docteur X. J'y cours donc rapidement. Il y a trois étages à monter et je n'ai pas envie d'attendre l'ascenseur. Je ne le prends d'ailleurs jamais pour moins de cinq étages. Je me lance donc dans les escaliers, mais c'est comme si on avait accroché à chacun de mes membres des poids de vingt kilos. Pour la première fois de ma vie, je regrette les ascenseurs.

J'arrive enfin au bureau d'accueil du service. J'avise la secrétaire qui se prépare à partir car il est déjà plus de midi. Je lui demande si je peux voir au plus vite le chef de service. Elle me dévisage d'un regard plus que suspicieux, puis me dit d'avancer dans le couloir et de m'y asseoir. Heureusement, le médecin est encore là. À peine le temps pour moi de faire quelques pas et je vois, à quatre ou cinq mètres, un homme de petite carrure, un peu dégarni, conforme à mon souvenir : le docteur X. Il m'accueille avec un large sourire. Je tente de le lui rendre, mais ne réussis qu'à esquisser une piètre grimace. Mes lèvres tuméfiées ne m'aident pas, mes yeux rouges et mon air épuisé ne devant pas arranger le tableau !

Il m'annoncera plus tard une terrible nouvelle, mais il le fera d'une manière tellement compatissante, sensible et douce qu'en un instant, paradoxalement, il sera mon héros. Ça tient parfois à peu de choses, l'héroïsme d'un médecin, simplement à de la franchise, de la clarté et de l'empathie. Mais ça, ce sera dans un deuxième temps. Pour l'instant, m'ayant aperçue, son sourire se fige. Il me saisit par l'épaule et m'attire dans son bureau dont il rallume toutes les lumières. Me scrutant de ses yeux de professionnel, il dit comme pour lui-même : *« Y'a pas de doute. C'est un Lyell »*. Il ajoute aussitôt : *« Je vous garde. C'est trop grave »*. Et déjà il commence à prendre des photos de mes conjonctives. Il hèle son interne, que je connais aussi, afin qu'elle puisse voir le phénomène. Le cas est en effet exceptionnel. C'est l'occasion pour une jeune praticienne d'observer en direct les symptômes d'une maladie rarissime relevant de son domaine de compétence.

« Je vous garde ! » m'assène-t-il donc d'un ton autoritaire. Je me répète en moi-même cet ordre laconique, quand soudain je me remémore ma formation de déléguée médicale. Nous y avions abordé le Lyell, que l'on prononce « l'aïeul ». Ce syndrome avait été étudié succinctement, mais je sais que c'est très grave. Une hospitalisation est inévitable. Que faire alors de ma voiture garée à l'extérieur de l'hôpital et qui risque d'être enlevée ? Et mes chats, mes trois amours, qui va les nourrir et s'occuper d'eux ? Et mon boulot ? Il faut que je prévienne mon chef que je serai absente un certain temps afin qu'il s'organise ! Tout se bouscule dans ma tête.

Le docteur X, tout à sa conscience professionnelle, ne veut pas me laisser sortir de l'hôpital. Que faire ? Je rassemble mes esprits et lui propose ma carte d'identité en garantie, lui promettant de revenir une demi-heure plus tard, le temps que je m'organise. À mon grand soulagement, il accepte. C'est un laps de temps très court et il faut faire vite. Je cours à ma voiture et rentre chez moi, je ne sais plus très bien comment.

Chapitre 3

J'habite un superbe appartement, refait à neuf, dans une vieille bâtisse du XVIIIe siècle, l'ancien hospice de Troyes, où les promoteurs ont découpé de vastes lots très clairs et très ouverts. Tout y est beau, j'en assume la subjectivité. En effet, c'est moi qui l'ai choisi et décoré. De grands murs blancs ou plutôt coquille d'œuf, une jolie corniche pour casser un peu la hauteur, car il y a plus de quatre mètres sous plafond, d'immenses fenêtres à petits carreaux, très élégantes. Le tout simplement et sobrement décoré de quelques beaux meubles de brocanteur et de jolis tableaux : quelques copies de Renoir, mais surtout un original de Régina Carré, peintre assez connue dans le nord de la France. L'appartement est vaste et surtout très lumineux. Il est vrai qu'il n'a pas de volets et qu'on ne peut en ajouter ; les architectes des bâtiments de France ne le permettent pas. Seuls les stores sont autorisés. Comment imaginer que cet atout se transformera en gêne dans deux mois.

Je ne vis pas seule. J'habite avec mes trois amours : mes chats Lucie, Charlotte et Cassio. Ou plutôt, j'habite chez eux. Les amis des félins me comprendront. Tous sont des chats de gouttière adoptés. Lucie, fine, au pelage noir et blanc, est la solitaire. Charlotte, rondelette et rigolote, met en valeur ses yeux verts par un pelage gris chartreux. C'est pour ne pas la vexer que j'évite toujours de dire gris souris. Cassio est le mâle de la maison, un vrai mâle, un tigré. Charlotte et Cassio sont les amoureux, se faisant mille et un câlins à longueur de journée. Et tous les trois sont parfaitement adorables avec moi.

Pour s'occuper d'eux, je sais pouvoir compter sur mon meilleur ami. J'appelle donc Nordine. À mon grand soulagement, il décroche, il est là et surtout, il est disponible. Il va s'occuper des chats quand je serai absente. Mon sauveur arrive immédiatement et je lui confie le double des clefs. Aujourd'hui encore, je lui en suis redevable. C'est également lui qui ramènera ma voiture chez moi après m'avoir reconduite à l'hôpital.

J'appelle mon chef, lui annonce la nouvelle sans autre précaution, et cet homme, que l'on peut considérer comme la force tranquille du labo, dont le stoïcisme semble être la religion, se départit d'un gros *« merde »*. Sa manière à lui d'exprimer son empathie. De mon côté, je commence à ne plus pouvoir articuler intelligiblement et c'est là que j'appelle ma maman en détachant les mots le mieux possible. J'aurais pu commencer par là, me direz-vous, mais j'ai la tête à l'envers et les idées aussi.

Nouveau soulagement pour moi, ma mère ne se rend pas compte de la gravité de la situation. Comme l'immense majorité d'entre nous, elle ne connaît pas le syndrome de Lyell. Je lui bafouille seulement que je vais être hospitalisée sur Paris pendant quelque temps, mais que tout va bien – tu parles ! Je ne lui laisse pas le temps de m'interrompre par quelque question que ce soit et la laisse, la pauvre, quelque peu interdite. Maman, ma pauvre maman, qui va vivre avec moi, et malgré elle, cette tragédie ! Elle va subir de plein fouet la réalité d'une maladie horrible, mortelle, méconnue, mais heureusement rarissime. Dans la population, deux cas par an sur un million.

La demi-heure que j'ai arrachée au docteur X est écoulée, mais j'ai fait mon devoir. Nordine, mon ami, me ramène à l'hôpital dans la chaleur de ce mois de juin. Il ne peut même pas m'embrasser pour me dire au revoir, mon visage ne supporte déjà plus aucun contact. Le docteur X m'attend avec impatience et c'est là qu'il devient mon héros. Car c'est avec une infinie délicatesse et une bienveillante diplomatie qu'il m'explique ce qu'est le syndrome de Lyell, son origine et ses pourcentages de survie. À vrai dire, il ne me parle pas en pourcentages, les médecins n'aiment pas ça. En revanche, il me donne clairement les aspects positifs et négatifs de ma situation, jusqu'à quel point le syndrome peut évoluer selon les patients, tout en ne négligeant pas le facteur chance.

À ce stade, la discussion tient plus du monologue. Je ne peux pratiquement plus m'exprimer, vu l'état de ma bouche. Ayant écouté attentivement, j'ai presque toutes les cartes en main pour me faire une idée de la maladie. Cependant, il est bien trop tôt pour établir un pronostic. À ce jour, à cette heure, tout reste possible, et même le pire. Il poursuit en m'expliquant concrètement ce qui m'arrive. Toutes ces manifestations sont caractéristiques du syndrome de Lyell. Ce sont les muqueuses, en ce qui concerne les yeux et la bouche, et l'épiderme, en ce qui concerne le visage, qui littéralement font des bulles, lesquelles éclatent et ensuite laissent le derme à vif. Immédiatement, il se met à suinter. Le « bullage » précède le « décollement ». Ceci commence toujours par la bouche et les yeux puis, immédiatement après, le visage. S'ensuivent le thorax, le dos puis le reste du corps. Le pourcentage d'épiderme atteint est variable selon les patients. En ce qui me concerne, la maladie épargnera le cuir chevelu, le ventre et les jambes.

Et que dire de cette fatigue incroyable ? Je me sens tel un éléphant de mer échoué sur un banc de sable. C'est la fièvre. Aussi loin que je m'en souvienne, je n'avais jamais dépassé les 38°C. Je suis maintenant à plus de 41°C, soit une température presque létale. Je dois une fière chandelle au docteur X qui a reconnu immédiatement le Lyell et m'a prise en main le plus rapidement possible. Je le sais maintenant, plus tôt la maladie est prise en charge, meilleures sont les chances de survie.

Quoi qu'il en soit, le docteur X ne traîne pas, et en moins de temps qu'il n'en faut pour l'écrire, je me retrouve dans un bain de permanganate de potassium. J'y patauge un bon quart d'heure, ensuite passage à l'habillage où je me retrouve en blouse d'hôpital spécial « derrière à l'air » et on me met au lit.

De quart d'heure en quart d'heure, mon état s'aggrave. C'est comme une brûlure chimique dont on ne peut circonscrire les effets. L'hôpital où je suis n'a ni les compétences ni les moyens de prendre en charge ce que j'appellerai ensuite un « layeuliste ». Il faut donc m'évacuer sur Paris très rapidement. Par un heureux hasard, c'est mon médecin traitant, le docteur M, qui est coordinateur du service du SAMU ce jour-là. Ceci me rassure quant à mon transfert. Malgré l'urgence, il prend deux minutes pour venir me voir et échanger quelques blagues. Il me connaît bien, et ainsi dédramatise quelque peu la situation. L'urgence est telle qu'elle justifierait un transport par hélicoptère. Malheureusement, l'appareil est déjà occupé. Mon état ne souffre pourtant pas que l'on attende, et je commence à avoir si mal…

Chapitre 4

À défaut de baptême de l'air, me voilà donc embarquée dans une camionnette du SAMU, précédée d'un plus petit véhicule chargé d'ouvrir la route par sécurité. En effet, l'ambulance fait tout le chemin à très grande vitesse sur la bande d'arrêt d'urgence de l'autoroute. Notre destination, l'hôpital Henri Mondor de Créteil, où officie l'un des plus grands spécialistes mondiaux du syndrome de Lyell, le professeur R.

La première partie du trajet, étonnamment, est peut-être pour moi l'un des meilleurs moments de toute cette aventure. Est-ce parce que la montée d'adrénaline due au risque du transport se mêle à un sentiment de soulagement d'être prise en charge ? Ou alors le calmant que l'on m'injecte se mêle-t-il aux effets de la fièvre toujours trop élevée ? Quoi qu'il en soit, ces doux mélanges me « shootent » complètement. Et je m'entends promettre aux médecins du SAMU d'aller les visiter, la semaine prochaine, pour leur présenter mes médicaments. Peuvent-ils seulement me comprendre étant donné l'état de ma bouche ? Très fière de moi, je me crois convaincante, alors que je suis tout simplement à l'ouest. La seconde partie du trajet est malheureusement moins drôle. Je végète dans un état de semi-conscience, commençant à souffrir sérieusement. Tout m'agresse : le moindre mouvement du véhicule ou le moindre contact avec le fil de la perfusion. Rien ne parvient à m'apaiser, pas même les voix des ambulanciers, qui me semblent si lointaines. Effet secondaire des calmants ou plus probablement fin de leurs bienfaits.

À l'arrivée, je suis toujours dans un état second, mais pas assez, hélas, pour ne pas souffrir. Mes souvenirs d'alors sont parcellaires. Je me souviens seulement de l'arrivée à Créteil, couchée dans l'ambulance, et d'un coup, je suis nue sur un lit, dans une chambre pleine d'appareils médicaux étranges, qu'en fait je ne fais qu'entr'apercevoir. Une nouvelle étape s'ouvre dans mon parcours. La totalité de mon visage a bullé. Je ressemble au personnage de Freddy dans *Les griffes de la nuit*, un film d'horreur dont le héros a été brûlé vif. Je ne risque pas d'être recrutée en tant que top-modèle ! Le syndrome de Lyell a d'ailleurs un autre nom tellement parlant : le syndrome de l'écorché vif. Les yeux et la bouche sont dans le même état : trois plaies béantes, qui peinent à remplir leurs fonctions. Je commence maintenant à buller sur le thorax et les bras. J'ai tellement mal que je n'aspire qu'à une chose : que l'on me plonge dans un coma artificiel.

Une vingtaine d'heures se sont écoulées depuis le début de la prise en charge médicale. Sans pouvoir les distinguer, je perçois les allées et venues des nombreuses personnes qui défilent dans ma chambre. À chacun, je demande sans succès à être mise dans un état d'inconscience. Me tortillant sur mon lit tel un petit vermisseau, je répète comme je le peux le mot coma. Le seul soignant habilité à prendre cette grave décision est bien sûr le professeur R. Peut-être fatigué d'entendre inlassablement cette plainte peu distincte, il m'explique assez sèchement : *« Si on vous met dans le coma, il y a des risques que l'on ne vous réveille pas »*. Il n'en faut pas plus pour me faire taire. Je ne réclame plus rien de tel par la suite, du moins à haute voix.

Chapitre 5

Mes repères temporels commencent à s'estomper. J'ignore donc quel jour et à quel moment de la journée nous sommes lorsque deux personnes entrent dans ma chambre. C'est Maman, accompagnée du professeur R. Après avoir reçu mon appel le jour de l'apparition des symptômes, ma mère a eu l'excellente idée d'essayer de joindre mon médecin traitant, sans même savoir que c'était lui qui avait organisé mon transfert. Le docteur M a eu la même idée : tenter de joindre ma maman qui était, dans mon dossier, la personne à prévenir en cas d'urgence. Après quelques échecs, ils réussissent à se joindre. Le médecin lui explique la situation succinctement et lui précise que je suis à Henri Mondor, au service des soins intensifs de dermatologie. Dès le lendemain, Maman court à la gare de Cambrai. Arrivée à Paris, elle se renseigne auprès des agents de la SNCF, et pour elle qui n'en a pas l'habitude, c'est parti pour l'aventure du métro parisien, et ce jusqu'au terminus. Après environ deux heures de voyage inconfortable dans la capitale, Maman est assise dans le couloir de l'hôpital, fatiguée et très inquiète.

Elle racontera plus tard comment le professeur R l'a prise en main. Tel le docteur X, il sera, lui aussi, un héros plein de douceur et d'empathie. Après s'être présenté, il commence à expliquer à Maman de quoi je suis atteinte. Il s'interrompt brusquement et dit : *« Venez avec moi madame Herbin, ce que je vais vous dire, je veux que votre fille l'entende également »*. Et voilà donc mes deux visiteurs qui entrent dans ma douillette chambre stérile et austère comme une salle d'autopsie. Le professeur R me salue de loin avec son sourire apaisant dont il ne se départira jamais en ma présence, mis à part l'épisode de la « non mise dans le coma ». Maman me fait un signe de la main qu'elle tente d'accompagner d'un sourire. C'est en fait un rictus, qui trahit son inquiétude. Tous les deux prennent garde à ne pas trop s'approcher et à ne pas me toucher.

Le professeur R s'adresse à moi gravement : *« Vous avez un syndrome de Lyell. Cette affection se caractérise par une destruction brutale de la partie superficielle de la peau. Il s'agit d'une allergie cutanée qui peut être fatale, surtout chez les tout jeunes enfants et les personnes âgées. C'est en tout cas une urgence vitale »*. Le silence qui suit est lourd. Maman digère les informations comme elle le peut. Moi, j'encaisse d'autant mieux que je connais déjà la pathologie. Le professeur R reprend : *« Il s'agit d'une allergie médicamenteuse. Elle est gravissime, je ne vous le cache pas, elle est aussi très douloureuse, mais toutes les mesures sont prises pour traiter au mieux votre douleur »*. Il s'adresse maintenant plus spécifiquement à Maman, comme pour la rassurer en rappelant que je n'appartiens pas aux populations à risque : *« Votre fille est jeune et en bonne santé. Son affection a été prise tôt, il n'y a aucune raison pour que ça se passe mal »*. Il ajoute qu'il ne nous cachera rien de l'évolution de la maladie, mais qu'en cette première semaine, le pronostic vital est engagé. Cependant, comme pour s'assurer que nous l'avons bien entendu, il répète aussitôt : *« Votre fille est jeune, en bonne santé et l'affection a été prise tôt »*.

Tout cela, je le saurai plus tard, s'est déroulé le samedi après-midi, le lendemain de mon admission à Henri Mondor et donc de l'anniversaire de Maman qui eut, cette année-là, un cadeau hors du commun.

Chapitre 6

Je ne suis plus que douleur sur mon lit. Je suis devenue un corps sans contours définis, inerte, inutile, lourd, bullant, suintant, puant et douloureux, douloureux, douloureux.

Je ne suis plus que douleur sur mon lit. Mes forces m'ont abandonnée et jamais cette expression ne m'a paru aussi juste. Où sont-elles mes forces ? Parties avec l'eau du bain que l'on me fait prendre tous les matins ? Les bains du matin, moments épiques et quotidiens qui méritent à eux seuls un développement, nous y reviendrons.

Je ne suis plus que douleur sur mon lit. Je pue littéralement. Je pue la viande avariée. L'odeur de la mort. D'ailleurs, le professeur l'a dit, le pronostic vital est encore engagé. Ma température ne baisse pas. Je reste à plus de 41°C. Il faut savoir que si la fièvre reste importante trop longtemps, vos organes vous lâchent un par un, et vous mourez, tout simplement.

Je ne suis plus que douleur sur mon lit. Et je continue à buller et à décoller. En perdant la peau, principal organe protecteur du corps, vous perdez votre première défense contre les attaques physiques et biologiques. Je lutte contre deux adversaires de taille : les infections, ayant bientôt perdu 35% d'épiderme, et la fièvre, toujours extrêmement élevée. Enfin, quand je dis *« je lutte »*, je me contente juste d'être à disposition des médecins du service de dermatologie d'Henri Mondor qui, eux, livrent bataille. Je ne fais qu'être là, présente, geignante, plaintive du bout de ma bouche ensanglantée, sentant mon corps se décomposer.

Je ne suis plus que douleur sur mon lit. Toutes les trois heures, de jour comme de nuit, j'ai la visite d'une ou d'un infirmier, pour mes soins. Parfois, ils s'y mettent à deux. Je suis déjà souffrante, alors le moindre geste que l'on peut me faire m'est insupportable. Et pourtant, il faut bien les faire, ces soins.

Je ne peux pas me nourrir seule et encore moins par la voie naturelle. Il faut donc mettre en place une nutrition entérale, c'est-à-dire installer une sonde pour amener les aliments liquides directement dans l'estomac, sonde qui passe par le nez et la gorge. C'est une torture supplémentaire, car ces deux muqueuses ont bien entendu bullé et décollé. Cela reste l'unique façon de me nourrir le plus correctement possible tout au long des semaines qui vont suivre. J'ai également droit à des perfusions de glucose et autres solutions nutritives qu'il faut positionner, surveiller et remplacer. On y injecte les antipyrétiques et les antidouleurs. Mais il faut d'abord trouver un vaisseau sanguin, et pour les infirmières, ce n'est pas simple. On me pose certes des garrots, mais ça ne suffit pas toujours à faire ressortir une bonne veine, une veine qui n'éclate pas au bout de 30 secondes. Pour couronner le tout, quand on m'enlève le garrot, la peau vient avec. Quelle victoire quand, enfin, un vaisseau est piqué et que la perfusion passe ! Victoire pour les infirmières et soulagement pour moi qui, tout ce temps, attends le plus stoïquement possible, au bord des larmes.

Pendant cette première semaine critique, j'ai également droit à des prises de sang quotidiennes. Elles se feront heureusement moins fréquentes par la suite. Pour les infirmiers, cet exercice représente un double défi. Non seulement il leur faut trouver une veine, mais cette dernière doit consentir à couler. À donner suffisamment de sang pour remplir les petits tubes nécessaires aux analyses. Il y a aussi, m'amenant directement l'oxygène dans le nez, ce satané tuyau qui ne tient pas en place et qu'il faut fixer à mon visage ensanglanté. Et n'oublions pas la sonde urinaire, qui bien sûr est installée sur des muqueuses déjà à vif. Voilà le tableau à peu près complet. Tout cet attirail doit être posé, installé, réglé, fixé, rectifié, pour finir par être changé. Il faut donc me toucher, me manipuler, me prendre, me tourner, me reprendre, me retourner, me piquer, me coller, puis me décoller, pour mieux me repiquer.

Je suis attachée à toute une flopée de tuyaux dont chacun est un barreau de la prison dans laquelle je suis enfermée pour mon bien, reliée à d'étranges machines dont j'ignore la fonction et qui ne cessent de faire des bips-bips à intervalles plus ou moins réguliers, créant autour de moi une drôle d'atmosphère de fin de vie qui se mêle à ma souffrance.

J'ai naïvement pensé, avant ce déferlement d'actes indispensables aux soins, avoir atteint le paroxysme de la douleur. Toutes ces manipulations m'emmènent, hélas, encore au-delà. Il m'arrive alors d'espérer que les souffrances cumulées me feront perdre conscience, que je vais m'évanouir et qu'enfin, je ne sentirai plus rien. Mais cette anesthésie totale que le professeur R m'a refusée, mon corps ne me l'accorde pas non plus. Ce désir secret me traversera à une autre occasion, une seconde et dernière, puis j'en abandonnerai l'espoir. J'aurai alors capitulé.

Chapitre 7

Je ne suis plus que douleur sur mon lit. Et pourtant, ce dernier est conçu spécifiquement pour ma pathologie, dans le but, très partiellement atteint, de m'épargner quelques souffrances. Super médicalisé, il évalue mon poids en permanence. Au-dessus de moi, des lampes à infrarouge permettent de maintenir ma chaleur corporelle. À vrai dire, j'ai plus l'impression d'être dans un toaster que dans un solarium. Cependant, cet apport de chaleur est nécessaire, car, comme les grands brûlés, les layeulistes ont besoin d'être réchauffés suite à la perte de leur épiderme. Je bénéficie aussi d'un super matelas anti-escarre qui protège toutes les zones en contact avec mon corps. Hydrophobe, il permet des douches sur place, lorsque je suis trop faible pour être transportée jusqu'à la baignoire.

Je peine à m'habituer au défilé de la dizaine d'internes ou d'externes, d'infirmières peut-être, qui accompagnent bien sagement le professeur R lors de ses visites matinales. Ce groupe d'hommes et de femmes inconnus défile devant mon corps nu, offert impudiquement à leurs regards. Ils me scrutent, avec des yeux d'autant plus insistants que je suis l'objet de leur étude. Je suis objet. À d'autres moments, j'ai l'impression d'être une accusée au tribunal des grands malades, avec comme président le professeur R qui, dans toute sa sagesse, tranche les débats entre les avocats. Le rôle des procureurs est assuré par la majorité du personnel, froid et imperturbable. Il me semble pourtant avoir quelques avocats de la défense : ceux des soignants que je sens être de mon côté, parce qu'étant presque aussi mal à l'aise que moi. Mes frères en humanité.

Le fait d'être dans un état second, à moitié consciente, ne m'empêche en rien de ressentir une honte infinie à être ainsi exposée à la vue de parfaits inconnus. Je ne suis plus qu'un cas exceptionnel, exhibé dans un but didactique. On ne m'a pas demandé mon avis et je ne m'autorise pas à le donner. Je me sens si vulnérable que des larmes me montent une fois de plus aux yeux. Et il serait bien malvenu alors de me parler du pouvoir apaisant des pleurs. Comprenez-moi bien, mes yeux ne sont plus que des fentes bordées de conjonctives à vif. Mes larmes ont cessé d'être simplement de l'eau salée. Elles deviennent pour moi de la lave en fusion. La douleur quand je pleure est indicible.

Chapitre 8

Je ne suis plus que douleur sur mon lit. Je suis dans un état d'extrême sensibilité à tout geste soignant, mais également dans un état de dépendance totale. Dès le second jour, le rituel du bain s'est instauré. Celui-ci est indispensable puisqu'il permet la désinfection totale de mon corps privé de ses défenses naturelles. Il permet, entre autres, l'enlèvement des peaux mortes résiduelles pour éviter qu'elles ne pourrissent sur moi. Ce soin prend une dimension absurde, car les infirmiers et les infirmières sont persuadés que ce bain me fait le plus grand bien. C'est une torture en fait.

D'abord, il faut me hisser sur une planche élévatrice en plastique, au support doté de roues, en évitant tout contact inutile avec quelque objet ou personne. Au moindre effleurement avec un corps étranger, mon épiderme bulleux s'arracherait. La douleur de l'écorchure est terrible. Il me faut me rouler sur ladite planche abaissée à mon niveau. Cet effort est à la fois douloureux et épuisant. Une fois positionnée, je suis soulevée très haut, afin d'éviter que le plateau ne heurte quoi que ce soit sur le trajet. En l'absence de rambardes latérales, j'avoue que je n'en mène pas large et crains de tomber.

Arrivée au-dessus de la baignoire, la planche est redescendue, afin de m'immerger. L'eau du bain, d'une couleur marronnasse, est peu engageante. Que contient-elle ? Du permanganate de potassium, de l'iode, un mélange magique ? Je crois bien qu'à ce moment-là, ça m'est totalement égal. J'apprends qu'elle est à une température de 37,2°C, mais sur mes chairs à vif, elle semble être bouillante et me brûle comme de l'acide. L'eau se mettrait à fumer au contact de mon corps que je n'en serais pas plus étonnée. Et c'est alors que, pour la seconde fois, je me dis : *« Ne t'inquiète pas, tu souffres tellement que tu vas perdre conscience, enfin »*. Eh bien non ! Non seulement je ne perds pas connaissance, mais mes yeux se remplissent de larmes et vous en connaissez maintenant les effets. J'ai envie de hurler. Mais si je hurlais à chaque fois que je souffre, je serais une sirène d'alarme permanente et stridente. D'ailleurs, j'en serais bien incapable, je n'en ai pas la force.

Et c'est le moment que choisissent les deux infirmières pour me lancer d'une voix forte : *« C'est bon ça, hein, madame Herbin ? Ça fait du bien, ça détend »*. Elles crient presque, comme si en plus, j'étais devenue subitement sourde. Ne voulant pas les décevoir, elles qui ont l'air si satisfaites de leurs attentions, je m'efforce même de sourire. N'arrivant pas à parler, n'ayant pas assez de force pour m'expliquer et décrire ce que je ressens réellement, j'abandonne. Et surtout, n'étant pas sûre du tout d'être crue, je laisse tomber toute velléité de résistance, j'acquiesce et me laisse faire. De toute façon, c'est ce que l'on attend de moi, que je me laisse faire, alors…

Et l'horreur continue. Pendant que l'eau semble me brûler comme du feu et me manger les chairs, les infirmières commencent à me laver. Et comment pourraient-elles le faire sans me toucher ? Dieu sait qu'elles déploient une grande douceur et une dextérité toute professionnelle. Elles me tamponnent partout, peau ou pas peau, insistant là où l'épiderme est parti. Moi, je tangue dans cette immense baignoire et c'est uniquement par réflexe que je cherche à m'arrimer, à m'accrocher à quelque chose, à la recherche de stabilité. Mes mains et mes pieds, mon dos et mes épaules, tout mon corps cherche des appuis, malgré moi, sur l'émail hostile. Je glisse, et c'est pire encore, car je coule, donc je me rattrape de nouveau. Et toujours ces larmes de douleur qui me montent aux yeux…

Chapitre 9

Quand est-ce ? Un matin, un soir ? Vraisemblablement un matin puisque c'est au cours d'une de ces visites si dégradantes pour moi… Quelqu'un, qui ? Est-ce une infirmière ? Est-ce un interne ou un externe ? Est-ce peut-être le professeur R lui-même ? Je ne le saurai jamais.

Qui que ce soit, ce jour-là, quelqu'un passe sa main sur ma tête, me caresse brièvement les cheveux. Et soudain, un court instant, tout s'arrête. Je suis transportée. J'oublie tout. En cet instant, je ne suis plus à l'hôpital. Je ne suis plus atteinte d'une quelconque affection. Et la douleur, j'oublie jusqu'à la douleur ! Y compris celle des larmes qui cette fois me montent aux yeux pour une tout autre raison.

Je ne cesserai jamais de louer ce soignant. Dans un geste d'une douceur infinie, il s'est autorisé un contact sur une zone préservée, le Lyell ayant épargné mon cuir chevelu.

C'est aussi cela dont j'ai besoin. Besoin d'une caresse de temps en temps, un arrêt sur image de douceur. Que d'un corps inerte, inutile, gênant presque, je sois ramenée à mon statut d'être sensible, malade certes, mais respectable par principe. Sortant peut-être de sa zone de confort, l'inconnu m'a restaurée dans ma dignité. D'un acte si simple en apparence, il m'a réintégrée à l'humanité.

Malheureusement, ce geste ne sera pas renouvelé. Je peux le comprendre. Peut-être est-il nécessaire de se protéger pour avoir dans le travail une objectivité parfaite. L'état émotionnel du soignant pourrait-il nuire à son efficacité ? Moi-même, qui suis à fleur de peau, à la première expression de souffrance d'un malade, je crois bien que je m'effondrerais en larmes. Mais trop de précautions, de barricades, donnent l'impression d'un personnel soignant froid, sans émotion envers les malades. Je pense notamment aux plus atteints, ceux qui ne peuvent pas bouger, s'exprimer ou qui semblent ne rien ressentir. Ce n'est pas mon cas.

Je n'ignore pas que le temps manque cruellement au personnel hospitalier. Ils sont presque toujours en sous-effectif et donc débordés de travail. Je ne prétends pas avoir la solution. Et je ne voudrais surtout pas généraliser ou caricaturer. Je suis bien placée pour savoir que tous les intervenants ne se ressemblent pas. J'ai encore d'excellents souvenirs des échanges que j'ai pu avoir avec des infirmières et des aide-soignants.

Chapitre 10

Passée cette première semaine fatidique, je commence à me dissocier de la douleur. Fidèle compagne, elle reste cependant ma première préoccupation. Mais j'ai enfin cessé de me confondre avec elle. Je n'ai pas pu tomber dans le coma tant espéré. Pas même un petit évanouissement pour échapper quelque temps à la souffrance.

Au fil des jours, mon esprit retrouve peu à peu sa lucidité. Le temps commence à se restructurer. De petites habitudes se mettent en place. Je guette par exemple les visites des infirmières. En matière de soignants, il y a mes préférés et ceux que je n'aime pas. La championne dans cette seconde catégorie est Christine. Elle est, je crois, l'infirmière qui me fait le moins mal. Quelle dextérité ! Une technicité sans faille. Et pourtant, je la déteste. Je redoute de la voir pénétrer dans ma chambre. Elle semble se faire un devoir d'être aussi malaimable que possible. Aucune empathie, aucune parole apaisante, ni même une politesse élémentaire. M'aura-t-elle, au moins une fois, dit bonjour, je n'en suis pas sûre. Tout lui est motif à récrimination, y compris Maman, qu'elle considère comme un pot de fleurs encombrant. Elle est passée maître dans l'art de vous faire sentir coupable d'être là, coupable de la gêner dans son travail. Mais Dieu du ciel, son travail n'est-il pas de prendre soin de moi ?

Et puis, il y a France. Je l'aime bien, France. Elle est souriante, elle dit toujours bonjour, me demande comment je vais, discute avec

Maman… Et pourtant, c'est peut-être celle des infirmières qui me fait le plus mal. Sa manière de me piquer est brutale, ses gestes manquent de précision. Elle effleure fréquemment mes zones à vif. Et malgré cela, tout est plus doux avec elle. Je crois que sa grande humanité me permettrait de supporter le pire.

J'aurais aimé la même empathie chez cette interne souriante qui vient me demander un jour : *« Sur une échelle de 0 à 10, à combien estimez-vous votre douleur, madame Herbin ? »* Que répondre ? Comment évaluer ma douleur ? Mes lèvres ne sont qu'un amas de sang coagulé, l'intérieur de ma bouche est de la chair à vif et sanguinolente. Il me faut préciser qu'au-delà de mes ennuis strictement buccaux, je ne réussis plus à avaler, pas même ma salive, ce qui normalement est un réflexe. La déglutition à laquelle je m'oblige est très douloureuse, ma gorge étant dans le même état que ma bouche. Et, malgré tous mes efforts pour rester présentable, je bave.

Voilà que maintenant, il me faut mettre une note à ma souffrance. C'est évident. Honnêtement, j'articule lamentablement un *« 10 »* ! Un froncement de sourcil assombrit le joli visage de l'interne : *« Allons, madame Herbin, êtes-vous vraiment sûre de vous ? Reprenons plus sérieusement voulez-vous ? »* Et elle sourit davantage, comme pour me donner du courage. Moi, totalement abattue, je me dis qu'une partie du personnel soignant n'a décidément aucune idée de ce que le patient peut ressentir. Fatiguée par la situation, je lui bave un *« 8 »* pour avoir la paix.

Chapitre 11

Entre les soins, toujours aussi douloureux, les sommeils diurnes dans lesquels je ne sombre qu'à moitié et les nuits où je suis étonnamment bien réveillée, je m'ennuie dans ma chambre. Le temps peine à passer. Du fait de cette absence d'activité physique et intellectuelle, je reste centrée sur ma douleur. Et ce ne sont pas les bips-bips inquiétants des appareils autour de moi qui peuvent m'en distraire. Je rêve d'avoir un poste de radio, mais je garde quelque temps ce projet pour moi. Refroidie par le ton sec du professeur R me refusant le coma, je crains de lui soumettre cette nouvelle requête. En effet, je suis censée rester dans un milieu aussi stérile que possible. Rien ne peut venir de l'extérieur sans être dûment aseptisé. Je finis pourtant par en parler à Maman. Elle a dû à son tour passer le message à une infirmière, à un interne ou peut-être au professeur R lui-même, je ne sais pas. Quelle que soit la teneur des négociations, j'aurai ma radio !

Un soignant me l'apporte un beau jour. Malgré l'état de mes yeux, je la reconnais immédiatement. Cette grosse radio hors d'âge trônait jusque-là dans la cuisine de Maman. Elle a subi la désinfection de rigueur. C'est un appareil noir d'environ cinquante centimètres de large, haut de trente sur une épaisseur de douze. Elle devient très vite ma meilleure amie, et pourtant, ce n'était pas gagné au départ. Maman est venue pour la régler, ce qui sera vite fait. Est-ce l'impossibilité de déployer l'antenne tordue ou l'épaisseur des murs de l'hôpital, l'appareil ne consent pas à capter quelque autre station que la radiotélévision luxembourgeoise. Je dois reconnaître que ce n'est pas ma fréquence préférée. Mais, n'ayant pas le choix, je deviens rapidement une spécialiste de sa grille de programmes.

La succession des émissions et leur régularité redonnent alors de la consistance au temps. Les journées redeviennent structurées et elles sont quotidiennement nommées, jusqu'à constituer des semaines. Je cesse enfin de flotter dans des limbes temporels indistincts. Quelques émissions phares me servent de points de repère. Si je m'accoutume à certaines d'entre elles, d'autres me laissent totalement indifférente. Quoi qu'il en soit, toutes participent de l'humanisation du cadre de vie auquel je suis contrainte.

Les informations et la météo agencent le quotidien tout en m'informant, dans mes moments de conscience, que le monde continue de tourner et que la canicule s'est installée. Dans la multitude des programmes, je m'amuse avec *Les grosses têtes*, orchestrées alors encore par le sémillant Philippe Bouvard. J'aime le sérieux du journaliste qui présente la revue de presse et je m'énerve de l'inutile sensualité de celle qui annonçait l'agaçant horoscope. Dechavanne et sa partenaire de l'époque me distraient avec leur quiz facile et plaisant. Je me satisfais à bon compte de connaître une grande partie des réponses. En dépit d'une grille de programmes dont je craignais la légèreté ou le manque d'intérêt, en dépit des trop nombreuses interruptions publicitaires, je passe de bons moments. Parfois même, j'en oublie mon état.

Ce qui me met particulièrement aux anges, c'est la musique. J'ai des goûts très éclectiques en matière de chansons. Pendant mon séjour, je tombe complètement amoureuse de trois morceaux. *Pourtant* de Vanessa Paradis, *Sur la Route* de Raphaël et Jean-Louis Aubert, et *Clocks* de Coldplay. Lorsque je les écoute, ils me transportent et me font totalement oublier ce que je traverse. Je ferme les yeux et je suis ailleurs. Je m'envole totalement, une sensation d'évasion qui n'est pas sans rappeler l'épisode unique où un inconnu m'a caressé les cheveux. Je suis comme droguée. Je ne sais pas pourquoi, quand je les écouterai plus tard, l'effet aura disparu. Il en restera le souvenir.

Chapitre 12

Je ne veux pas recevoir de visites, et d'ailleurs je n'y ai pas droit, en dehors de la famille proche. Ma maman, tous les deux ou trois jours, est là, fidèle au poste quoi qu'il arrive. Elle fait le trajet Cambrai-Paris en train, puis parcourt la ligne de métro jusqu'à son terminus, Maisons-Alfort. Pour quelle récompense ? Quand je ne suis pas semi-consciente, je suis à moitié endormie. Je suis dans une plainte continuelle une partie du temps. Pour le reste, les états d'éveil me sont si douloureux que j'en demeure le plus souvent stoïquement silencieuse. Ma pauvre maman, au moins elle me voit. Je suis toujours en vie.

Des jours passent ainsi. Elle est bientôt soulagée de savoir que mon pronostic vital n'est plus engagé. En ce qui me concerne, la lucidité reprend ses droits, mais je reste sous l'emprise de la douleur. Je fais régulièrement de gros efforts pour quitter le rôle de princesse au bois dormant et émettre quelques sons audibles et articulés pour communiquer a minima.

Un jour, Maman vient avec mon frère Jean-Baptiste. Il m'est rassurant de penser que, pour une fois, elle a fait le trajet en voiture, et sans être seule. Et pourtant, je ne suis pas ravie de cette visite. Je ne veux pas que l'on me voie dans cet état. Nue sur mon lit d'hôpital, je m'imagine ressembler à une chipolata faisandée et mal grillée. C'est l'image que j'offre malgré moi aux soignants dans le cadre de leur travail. Il m'est déjà plus difficile d'être ainsi exposée lors des visites didactiques du professeur R entouré de son équipe, mais j'en comprends l'intérêt pédagogique. En revanche, je m'en veux d'imposer ce spectacle à mes proches.

Jean-Baptiste, que j'appelle mon petit frère, bien qu'il ait deux ans de plus que moi, supporte mal d'être dans la chambre. Il fait de gros efforts pour passer du temps dans la pièce, mais la vue de mon corps, de mon visage et l'odeur omniprésente l'obligent à sortir à plusieurs reprises. Quelques jours après, j'ai la visite de mon frère aîné Christophe. Ni mon allure de jeune première d'entre les revenants ni l'odeur associée n'ont l'air de le déranger. Maman a eu la bonne idée d'apporter avec elle un *Trivial Pursuit.* Comme je suis particulièrement en forme ce jour-là, nous y jouons. Qui tire mes cartes, qui les lit ? Je ne m'en souviens pas. En tous les cas, pour l'heure, j'en suis bien incapable, je ne vois presque pas. En revanche, comme à son habitude, c'est Christophe qui gagne. Pour ma part, je dois lutter, tant contre le sommeil que contre la douleur, pour arracher à la situation ce moment de plaisir apparemment si simple. Étrange ressenti.

Je reçois ensuite la visite d'un cousin que je connais peu, Marc, accompagné de son épouse. Ils sont exceptionnellement de passage à Paris. Médecins tous les deux, ils ont reçu l'autorisation de me voir, bien que je sois encore en soins intensifs. Mon cousin est d'une grande gentillesse et plein de délicatesse. Pourtant, je ne cesse de pleurer. Il m'est insupportable que de la famille éloignée puisse me voir dans un tel état. Si mon cousin fait preuve de compréhension, c'en est trop pour son épouse qui, je l'apprendrai plus tard, ne supporte pas la visite et sort de la pièce.

Chapitre 13

La sélection drastique de mes visites a pour but de maintenir ma chambre aussi stérile que possible. Comme chaque nouvel arrivant, Maman, habillée à chaque fois d'une nouvelle blouse blanche, n'a pas le droit de s'approcher de mon lit. Seuls les soignants y sont autorisés. Les infirmières chargées de mes soins sont, elles, habillées de bleu, chaussons aux pieds et charlotte sur la tête, masque assorti sur la bouche. S'y ajoutent des gants couleur chair et une surblouse jetable jaune telle qu'on peut en voir dans les séries télévisées hospitalières. Tous les produits nécessaires aux soins doivent être prévus à l'avance sur le chariot de la chambre. Si, par malheur, il manque quelque chose, le soignant doit se déshabiller : ôter sa charlotte, son masque, sa surblouse, ses gants et ses chaussons, aller chercher ledit produit, puis revêtir une nouvelle combinaison. Les services de réanimation et de soins intensifs se doivent d'être particulièrement attentifs aux bactéries résistantes et aux maladies nosocomiales qui en résultent. Il faut être doublement vigilant lorsque le patient a perdu l'épiderme, qui est la première protection de l'organisme face aux germes.

Les conditions de travail des infirmiers, qui viennent huit fois par jour, sont rendues particulièrement pénibles par la canicule de cette année 2003. Les soins durent près d'une heure en l'absence de climatisation, potentiel foyer à bactéries. Je plains les soignants obligés de travailler par plus de 30°C, leur petite surblouse jaune tenant particulièrement chaud. Quant à moi, je suis parfaitement à l'aise dans cette étuve. En déficit d'épiderme, j'ai toujours plus ou moins froid. La température ambiante évite d'avoir recours à mon toaster, ce chauffage surplombant mon lit, dont l'usage m'est oppressant. Cette sensation de froid est ressentie par tous les layeulistes. Certains d'entre eux présentent un décollement de l'épiderme pouvant aller jusqu'à cinquante, voire soixante pour cent. Il n'est alors pas exceptionnel que le toaster du lit fonctionne toute la journée.

Paradoxalement, j'attends avec impatience la planche métallique froide et rigide sur laquelle je passe les radios des poumons. Je m'adosse à cette plaque en goûtant sa fraîcheur qui contraste agréablement avec le matelas sans pour autant m'arracher la peau. Bien entendu, je ne me rends pas en salle de radiologie, c'est la machine qui vient à moi. Je reste dans mon lit. Je n'ai, et c'est déjà difficile, qu'à m'asseoir, le dos le plus droit possible. Pendant les trois premières semaines, ces radiographies sont réalisées à intervalles réguliers, tous les deux ou trois jours. Il s'agit alors de surveiller mes poumons pour vérifier qu'il n'y a pas d'adhérences malvenues, suite à l'accolement des chairs. Il faut savoir que lorsqu'elles sont à vif et qu'on les met en contact, ces zones sensibles fusionnent en cicatrisant. Imaginez les dégâts dans les alvéoles pulmonaires qui sont tapissées de muqueuses. En effet, le syndrome de Lyell ne se contente pas d'attaquer l'extérieur du corps. Il peut également créer des dégâts internes en lésant les parois des systèmes respiratoire, digestif et reproducteur. De plus, une surinfection est toujours à craindre. Pour en revenir à mes poumons, j'ai quelques séances de kinésithérapie, mais cette rééducation prendra fin rapidement, car je n'aurai heureusement aucune suite malencontreuse à ce niveau.

Chapitre 14

Le lit est devenu mon monde. Et voilà qu'un jour, je dois en sortir. Faut-il réveiller mon métabolisme pour accélérer mon retour à une vie normale ? La cicatrisation en dépend peut-être. Je me souviendrai de cette première expédition, une authentique aventure. Il s'agit d'aller m'asseoir dans le fauteuil qui jouxte ma couche. La méchante Christine a été désignée pour cette tâche. Elle me soutient pendant le trajet, si court soit-il. Le plus pénible reste à venir : rester assise dans le fauteuil. Je m'y applique de toutes mes forces, résistant comme je peux à l'appel du lit. L'insistance autoritaire de mon coach me fait réussir l'exploit d'y rester trois minutes. N'en pouvant plus, je finis tout de même par la supplier de m'aider à rejoindre mon camp de base. Heureusement, l'exercice ne se reproduira pas de sitôt.

Cet épisode m'a permis d'enrichir la perception que j'ai de mon espace. De par ma vue défaillante, je n'ai en effet qu'une connaissance parcellaire de la chambre. L'image que je m'en fais est construite principalement d'après le déplacement des ombres vagues qui entrent dans mon champ de vision. Le lit est au milieu de la pièce. Ceci pour optimiser l'espace dédié aux engins techniques destinés à me maintenir en vie. La fenêtre est derrière moi. Je situe la porte d'entrée devant sur la droite. Juste à côté, me fait face le siège où Maman s'assoit pour de longues heures. Le chariot est garé sur la gauche. La salle de bains, elle, est à droite. Je la connais pour y être transportée quotidiennement. J'ajoute maintenant à cette géographie un fauteuil à gauche.

C'est avec une grande inquiétude que j'attends le bain, espérant chaque matin que mon dragon d'infirmière ne soit pas de service. Même si le pronostic vital n'est plus engagé, je n'en décolle pas moins. C'est maintenant au tour du thorax, du dos, des bras. Car c'est par étapes que je perds ma peau. Mon visage et ma bouche commencent tout juste à cicatriser, mais désormais, il n'est plus envisageable de contrôler ma pression artérielle au bras. C'est maintenant à la cheville qu'il faut prendre ma tension.

Plus tard, mais toujours dans la matinée, j'ai la visite du souriant professeur R, accompagné de sa suite. Je ne le vois pas, ce sourire, mais je l'entends. Il est réconfortant pour moi qui ai abandonné toute idée de dignité. Car c'est toujours nue que je reçois cet aréopage. Doublement nue puisque sans peau, du moins par endroits. Et c'est cela qu'ils viennent voir : le cas clinique, pas l'être, pas la personne que je suis. Je me fais une raison tant que cela reste dans la sphère médicale. Le professeur R, les internes et toute la bande discutent, écoutent, acquiescent et ont tous l'air satisfaits de l'évolution de la situation. Je me dis alors que je ne souffre pas pour rien. Étrange pensée tout de même, pour moi qui n'ai en rien demandé à être là.

De temps à autre, des internes viennent seuls. J'ai accepté de participer à une étude menée par le professeur R et ils sont chargés des prélèvements. Ils m'appliquent des boîtes de Petri sur le thorax, le dos et les bras, aux différents stades de la cicatrisation. Les germes mis en culture permettent, je crois, d'étudier les surinfections possibles des différentes couches de la peau. Parfois, je suis également soumise à des biopsies, dont je conserverai de petites cicatrices. Comparées à la douleur généralisée qui avait accompagné le début du Lyell, les sensations induites par ces gestes me paraissent bien anodines. C'est pour la forme et avec mon plus beau sourire que j'aurais répondu *« 1 »* si l'on m'avait alors demandé d'évaluer la souffrance associée à ces actes. C'est donc avec plaisir que je me prête à ces manipulations, amusée par la timidité de certains, et ravie d'avoir des nouvelles du monde extérieur par ceux qui sont plus à l'aise. C'est une bouffée d'air frais et de vie dans ma petite chambre.

Chapitre 15

C'est en revanche sans plaisir que je reçois chaque après-midi la visite du docteur B, chef du service d'ophtalmologie. Lui me fait vraiment mal, mais son intervention est indispensable. Il est chargé de me « décoller » les yeux. En effet, là aussi, les muqueuses à vif ont tendance à fusionner lors de la cicatrisation. Le docteur B a donc pour mission de désolidariser les paupières pour m'éviter un destin à la Michel Strogoff. J'ignore comment il s'y prend et quels instruments il utilise. Je les imagine barbares, tenus par ces longs doigts osseux que j'ai pu entr'apercevoir. Je ne veux pas en savoir plus. C'est très désagréable et extrêmement douloureux. À tel point que mon corps se tortille malgré moi. Je m'applique cependant à maintenir la tête aussi immobile que possible. Il en va de ma vue.

Comme les paupières, les muqueuses génitales tendent à fusionner. À ce niveau, l'intervention est menée par des infirmières. Que des infirmières, pas d'infirmier. Armées de vaseline, elles massent, écartèlent, décollent la zone concernée plusieurs fois par jour. J'y ressens le même déplaisir et la même douleur qu'aux yeux.

La sainte vaseline ! Presque le seul traitement du syndrome de Lyell. En effet, aucun médicament n'existe pour guérir l'affection elle-même. Face à la maladie, on ne peut que contenir les symptômes. Les antidouleurs sont indispensables, même s'ils deviennent vite inopérants, tant la souffrance est grande. Les antipyrétiques sont de rigueur, car, on l'a vu, la fièvre monte très vite et très haut et peut rapidement devenir létale. Et la vaseline est là pour notre épiderme. Elle protège, traite, nourrit, aide à la cicatrisation, évite l'accolement des muqueuses. J'en consomme deux tubes par jour. Assez rapidement et selon mes capacités, j'en étale le contenu moi-même. Quitte à souffrir, autant que cela vienne de moi. Les infirmières n'ont plus que mon dos à traiter. Mon corps est tout enduit et luisant de cet onguent. Il me protège comme un cocon de graisse, m'apportant une certaine paix.

Reste la question de la bouche, elle aussi tapissée de muqueuses en voie de cicatrisation. Ma salive, produite en permanence et en quantité, fait office de lubrifiant naturel. Il y faut cependant un désinfectant. Sur ordonnance des médecins, les infirmières me concoctent un bain de bouche. Il est absolument épouvantable tant il pique. L'épreuve a lieu à chaque soin, toutes les trois heures. Il me faut également recommencer à manger des nourritures solides en petite quantité pour stimuler la cicatrisation. L'idée même m'effraie. À raison, car l'exercice m'est particulièrement douloureux. À ce régime cependant, ma bouche commence à se réparer. Mon visage lui aussi reprend forme humaine au sens propre. Si une amélioration a débuté à ce niveau de mon corps, le torse, le dos et les bras prennent le relais.

Après trois semaines en soins intensifs, mon thorax a décollé par plaques d'épiderme, laissant de vastes plaies à vif et sanguinolentes. Sur l'arrière, j'ai bullé par petites touches qui sont autant de petits incendies me laissant un dos façon léopard, à ceci près que mes taches étaient rouges. Puis vient le tour des mains et des pieds. C'est très simple : tout part comme on retire des gants et des chaussettes. Dans les deux cas, les ongles partent avec le reste. Je n'ose imaginer ce que peuvent vivre d'autres malades, sachant que je ne fais qu'un petit Lyell, ne décollant qu'à 35%.

Grâce aux bains de bouche réguliers, à la baignoire chaque matin, aux soins toutes les trois heures et aux deux tubes quotidiens de vaseline, je récupère vite. Les décollements cessent progressivement, et l'ensemble des cicatrisations est en bonne voie. Le professeur R décide donc que je peux quitter le service des soins intensifs.

Chapitre 16

Je distingue maintenant diverses douleurs. Ce n'est plus la douleur qui se confond avec moi, ni même la douleur dont je me suis maintenant dissociée, mais un ensemble de perceptions. Comme si, dans un premier temps, j'ai été possédée, puis que cette entité a quitté mon corps et que maintenant, j'en perçois les différents éléments.

On est en juillet, la canicule est là, plus que jamais. J'ai quitté le service des soins intensifs. On m'installe, toujours à Henri Mondor, toujours au service de dermatologie, dans une chambre à accès restreint. Je ne décolle plus et récupère vite. Néanmoins, les mains et les pieds, dont l'épiderme est parti en dernier, commencent seulement à cicatriser. Pendant quelques jours, je ne peux rien saisir. Le personnel n'a pas le temps de répondre à mes moindres besoins, étant en sous-effectif et donc surchargé de travail. Je dois me contenter du service minimum, mais je ne peux en tenir rigueur aux soignants. Heureusement, Maman est souvent là. En revanche, lorsqu'elle est absente, n'ayant pas récupéré mes mains, je me sens parfois bien seule : *« Pas de bras, pas de chocolat »*.

Dans cette nouvelle chambre, je suis libérée d'un maximum de machines à bips-bips. On m'a également débarrassée de ce satané petit tuyau qui envoie de l'oxygène directement dans le nez. Heureusement, sa fixation ne m'a pas laissé de cicatrice. Et surtout, j'échappe aux bains du matin. Je me remets très vite et ne souhaite qu'une chose : retrouver mon autonomie. À l'admiration de tous les soignants, une semaine après avoir récupéré mes mains et mes pieds, je me rends seule, comme une grande, à la salle de douche. Je m'accroche à ma sonde urinaire et m'appuie au pied roulant de mon goutte-à-goutte. C'est épuisant. Malgré plus de trois mille calories que l'on me fournit chaque jour en perfusion, par voie orale et surtout par voie entérale, directement dans l'estomac, j'ai perdu près de dix kilos. Le syndrome de Lyell m'a dévorée.

Souhaitant alléger un peu le travail des infirmières et dès que je le peux, j'ai pris quelques soins en main, entre mes mains avec leur peau toute neuve. Dans le frigo de ma chambre, je conserve le bain de bouche et le gère aussi consciencieusement que possible. Je nettoie et défusionne moi-même mes parties intimes. En ce qui concerne les yeux, le docteur B a vraiment fait du bon travail. Je n'ai qu'à poursuivre en nettoyant et massant les conjonctives avec du liquide physiologique, puis de la pommade à la vitamine A, l'équivalent pour les yeux de la vaseline. Malheureusement, la douleur oculaire reste toujours extrêmement vive et ma vue est bien faible.

C'est à ce moment, autant que je m'en souvienne, que l'on m'interroge sur mes antécédents médicaux pour tenter de savoir ce qui a déclenché cette allergie tueuse. Le professeur R entre un jour, accompagné d'une infirmière et d'un médecin que je connais de vue et qui deviendra plus tard mon référent. Ils s'installent dans ma chambre presque solennellement. Ceci fait naître en moi une légère crainte que je dissimule sous un grand sourire. Le passage en revue des médicaments que je consomme de manière usuelle est vite fait. Je ne prends pas d'antidouleur, antipyrétique, antihypertenseur, antibiotique, ni anti-inflammatoire. Ces deux derniers sont connus comme potentiellement responsables du syndrome de Lyell.

J'évoque mon cancer, un mélanome acral qui s'est niché depuis quelque temps déjà sous l'ongle de mon annulaire droit. Pour prévenir tout risque de métastase, l'amputation du bras avait été envisagée.

Finalement, on m'a juste ôté le doigt et quelques ganglions axillaires au début de cette même année. Cette ablation n'a pas été suivie d'un traitement, aucun n'ayant fait preuve d'efficacité. Je me dois quand même de le signaler à mes interlocuteurs. Nous avons écarté les principaux médicaments suspects. Cependant, je ne suis pas sans médication. Quelques semaines auparavant, j'ai dû commencer un suivi assez lourd dans des circonstances désagréables.

Chapitre 17

L'événement s'est passé au tout début du mois de juin. Nous sommes un samedi, jour où je ne travaille pas et je m'en réjouis. Travailler me conviendrait d'ailleurs tout autant. Je suis dans une de ces périodes d'excitation où tout me va parfaitement, où je suis enthousiaste de la moindre chose, où je fais plusieurs activités en même temps avec un entrain exagéré. J'ai la pêche. J'en ai même plusieurs. En ce samedi donc, je me consacre à deux de mes passions du moment, la course à pied et la lecture de thrillers. Ce jour-là, j'ai prévu de courir deux fois dans la journée, le matin et le soir, faire un peu de gym le reste du temps et poursuivre la lecture du roman que j'ai commencé un ou deux jours plus tôt.

Je me prépare alors comme il se doit. Des chaussettes Adidas bien blanches et bien épaisses, faites d'un mélange de coton et de matière synthétique supposée éviter les ampoules. Un legging noir et blanc en matière bien gainante et respirante qui m'affine les jambes et me fait un petit postérieur sympathique. Un soutien-gorge de sport qui me compresse la poitrine juste ce qu'il faut pour qu'elle ne se sauve pas à chaque foulée. Un tee-shirt en matière et couleur assorties au fuseau de course. Et enfin de superbes running Nike à la technologie dernier cri, censées permettre de voler sur les pistes. Il est 8 heures 30 déjà, et je suis prête à partir. Je prends mon véhicule, une petite Golf TDI noire dont je suis très fière bien qu'elle ne soit pas à moi. Elle appartient à ma boîte, mais c'est bien moi qui la conduis. Je me dirige vers le grand stade de Troyes et je gare ma voiture. Le pourtour du stade est une large étendue herbeuse, percée de quelques chemins de terre idéaux pour la course à pied. Je fais mon heure de course, mon quart d'heure d'étirement, je bois et je rentre.

Arrivée chez moi, je finis ma bouteille d'eau et, avant de me refroidir, je prends mon tapis de sol pour commencer trois quarts d'heure de gymnastique. J'enchaîne des mouvements de musculation glanés dans les salles de sport que j'ai pu fréquenter, tout en tenant compte des conseils de kinésithérapie que m'avait donnés mon papa, un professionnel. Mon sport terminé, je me déshabille en vitesse en laissant tout traîner. Ce désordre a pour excuse de laisser le temps aux chats d'y mettre leur nez, voire de se rouler dedans, et je me précipite sous une douche brûlante, agréable et bonne pour mes muscles. Je me savonne vigoureusement, me rince et sors, déjà dans l'attente de retrouver les héros du roman que je lis actuellement. Me voilà enfin dans mon canapé, confortablement installée, le livre ouvert devant moi, tout excitée à l'idée de rejoindre Kay Scarpetta, sa nièce Lucy, son enquêteur ronchon Pete Marino et l'amant de l'héroïne, l'agent du FBI Benton. Les fans de Patricia Cornwell comprendront mon enthousiasme.

Le temps passe vite en lisant. Il est déjà 13 heures, l'heure où il fait faim. Par ce beau temps, j'ai envie d'aller manger dehors. J'appelle une amie dont j'apprécie la disponibilité. Très contentes, nous nous donnons rendez-vous en plein centre de Troyes. Nous passons un excellent moment, traînons tant que nous pouvons à la terrasse du restaurant. Le serveur finit par nous inviter poliment à partir. Élisabeth me quitte, elle a à faire de son côté. Je rentre chez moi, un peu grisée par le rosé et la joie de retrouver mes héros que j'avais abandonnés sur le canapé. Quand je lis, que ce soit ou non un thriller, je suis littéralement « prise » par le roman. Les héros deviennent des proches, voire des amis. Je ris et pleure pour eux et avec eux. La mort d'un personnage me transperce le cœur. Un roman peut me bouleverser à tel point que, pendant plusieurs semaines ou plusieurs mois, je ne peux plus rien lire d'autre. Je conserve précieusement dans ma bibliothèque certains livres que j'ai peur de rouvrir tellement ils m'ont émue.

Il est 19 heures, c'est l'heure pour moi de retourner courir avant d'entamer la soirée. Je me rhabille « sport ». J'ai maintenant une tenue d'un joli fuchsia. Comme ce matin, je cours, je bois, je m'étire. Je rentre en laissant tout traîner, les chats font leur bazar. Ce soir, comme tous les week-ends, je sortirai. Ce sera avec Élisabeth. Avant de nous quitter, nous nous étions donné rendez-vous chez moi à 21 heures. Comme à son habitude, elle arrive avec une heure de retard, elle est dans sa moyenne. Je râle pour la forme, sachant que ça ne sert à rien, et nous partons *Chez Marie*, à deux pas de l'appartement. *Chez Marie* c'est, le jour, un café pour de vieux habitués qui viennent boire leurs canons de la journée. Le soir, c'est un bar où se rejoignent de jeunes adultes de tous horizons. Deux règles à respecter pour ces couche-tard « Marisiens » : être sympa et, à défaut de l'apprécier, supporter le décor vieillot.

Cette soirée se passe pour le mieux. Nous goûtons, comme à chaque fois, les différentes recettes de rhum arrangé que ladite Marie, maîtresse des lieux, concocte avec amour et imagination. Il est indispensable de tous les comparer consciencieusement, afin de donner notre avis impartial. Il faut, en effet, établir un palmarès équitable, préalable nécessaire à la mise en vente de ces élixirs de plaisir. Dans mes périodes d'excitation, j'ai le verbe haut et l'alcool en rapport. Tous ces petits verres de rhum arrangé sont autant de tentations auxquelles je ne résiste pas. Nous profitons du kebab juste à côté pour ne pas rester le ventre vide. Cette ambiance chaleureuse me convient. Je ne dédaigne pas les boîtes de nuit lors de mes périodes d'agitation non contrôlée, mais je préfère, et de loin, l'ambiance des cafés qui ferment tard, où l'on refait le monde à grands coups de *« je t'en offre un »* et où quelquefois, on peut esquisser un ou deux pas de danse. *Chez Marie*, ce soir, certains s'appliquent encore à comparer les recettes de rhum, pendant que d'autres commentent la dernière intervention télévisée du Premier ministre. Plus loin, un couple danse un rock endiablé en riant. Moi, telle une girouette, je me mêle de tout, je participe à toutes les conversations. À la fermeture du café, j'ai agrandi mon cercle d'amis d'au moins vingt personnes.

Chapitre 18

Il est 4 heures du matin et j'ai encore envie de dévorer la nuit. Je ne suis pas la seule. Élisabeth, Stéphane et quelques autres amis proches n'ont pas plus que moi envie d'aller dormir. Personne n'est enthousiaste à l'idée de se perdre dans le brouhaha d'une discothèque. D'un commun accord, nous décidons d'aller chez Stéphane, qui est aussi gay qu'il est gai. Arrivés chez « mon p'tit Steph », comme j'aime à l'appeler, chacun s'installe comme chez soi. Nous sommes tous des amis proches, personne ne s'offusque de quoi que ce soit. Tout le monde se doit d'admirer la dernière acquisition de Steph : un petit olivier en pot dont il nous rebat les oreilles. Ça se termine en fou rire général. Stéphane est un peu chafouin.

Pour le consoler, je m'isole avec lui et, l'alcool aidant, nous parlons longuement de nos vies pendant que son salon se vide de ses invités. Nos confidences nous rapprochent. Nous avons tous deux connu une séparation douloureuse : moi de mon mari, dont j'ai divorcé depuis peu, lui de son petit ami. Je sais depuis longtemps que Stéphane est séropositif, mais nous nous sentons tellement proches ce soir que nous faisons l'amour. L'alcool s'est maintenant dissipé. Nous nous protégeons donc. En revanche, pour la première fois de ma vie et celle de Stéphane, l'impensable se produit : le préservatif ne résiste pas !

Branle-bas de combat ! Nous nous rhabillons aussi vite que possible. Stéphane, penaud, bredouille des excuses. Je le coupe d'un baiser et ajoute que ce n'est pas sa faute. Il décide qu'il nous faut filer aux urgences. À vrai dire, je ne sais pas quoi faire en ces circonstances. C'est la panique pour nous deux. Stéphane saisit les clefs de sa voiture, emporte son traitement, *« on ne sait jamais »*, dit-il, et m'embarque avec lui jusqu'au centre hospitalier. Nous faisons la route en silence, tous deux extrêmement angoissés. Arrivés aux urgences, en ce petit matin du dimanche, il y a vraiment peu de monde. J'explique notre mésaventure à l'infirmière du triage et tout va très vite. Nous sommes dirigés vers une petite salle à part où une interne et une infirmière semblent nous attendre.

Elles nous encouragent avec bienveillance à raconter ce qui s'est passé, et surtout, elles interrogent Stéphane sur sa séropositivité et son traitement. Ayant eu l'intelligence d'emporter ses boîtes de médicaments, il va singulièrement simplifier le travail de l'interne. En effet, dans ces situations de risque de contamination par le SIDA, une mesure prophylactique s'impose. Il faut donner à la personne potentiellement contaminée le traitement que prend le patient séropositif. Et voilà que l'on me prescrit pour trois mois la trithérapie qui réussit si bien à Stéphane. Je passe un premier test du SIDA, qui devra être renouvelé régulièrement. Le médecin me fournit en urgence les cachets pour quelques jours, à charge pour moi d'aller ensuite chercher mon traitement mensuel. Il me faudra pour cela me rendre au service de dermatologie auprès de l'interne qui vient de nous accueillir. C'est là que je ferai la connaissance du docteur X, son chef, ce qui me sera bien utile quand je me présenterai, dix-neuf jours plus tard à midi, avec mon syndrome de Lyell.

Chapitre 19

Six semaines plus tard, assise sur le lit de ma chambre d'hôpital, j'ai fini mon récit. Mes trois interlocuteurs (l'infirmière, le professeur R et le médecin qui l'accompagne à chaque fois) m'ont écoutée avec une grande attention. Le professeur me rassure tout de suite : je suis séronégative. Par ailleurs, il est au courant de mon traitement par trithérapie. L'exhaustivité de l'investigation médicale nécessite pourtant qu'ils m'entendent de vive voix. En effet, toutes les prescriptions ne sont pas systématiquement notifiées dans les dossiers et j'aurais pu pratiquer l'automédication. Le professeur R m'apprend que cet antirétroviral est très efficace pour soigner la séropositivité, mais s'avère être un vrai poison pour l'organisme. Il est responsable d'un nombre très important d'effets secondaires graves et c'est vraisemblablement cette molécule qui est à l'origine de mon syndrome de Lyell.

Connaissant maintenant le nom et la fonction de la substance responsable de toute cette histoire, je suis anéantie. Je n'ai parlé à personne de mon aventure avec Stéphane, de sa séropositivité et du préservatif qui n'a pas tenu. Pour protéger Maman, je décide de mentir sur l'origine de la pathologie. Tant bien que mal, la vie reprend tranquillement à l'hôpital. Je m'occupe de mes soins avec beaucoup d'application. Les infirmières gèrent les leurs tout aussi consciencieusement. Maman vient me voir moins souvent. Je la comprends. Le trajet est si pénible, et moi, je reprends petit à petit des forces. C'est à ce moment de l'aventure que je prends conscience de la chance que j'ai de m'en tirer à si bon compte. Ce Lyell assassin n'aura pas eu raison de moi.

Pour que j'aie une activité physique journalière, le kinésithérapeute m'a conseillé de faire chaque jour des allers et retours dans les escaliers. En patiente docile, je m'applique à lui obéir. Je parcours les marches, promenant mon drain urinaire comme un petit chien et arborant ma perfusion tel un étendard. On me l'enlève d'ailleurs peu de temps après m'avoir installée dans ma nouvelle chambre. Je vais si bien que les médecins envisagent de me transférer à Troyes pour y terminer ma convalescence. Après sept semaines, je vais donc quitter Créteil. J'y retournerai cependant régulièrement pendant quelques années pour deux raisons. Je continue à jouer de bonne grâce mon rôle dans l'étude du professeur R, mais surtout, je suis suivie pour mes yeux qui ont été méchamment touchés par le syndrome.

Chapitre 20

Le retour à Troyes, en ambulance, est beaucoup moins mouvementé que l'aller. Il est même un peu ennuyeux. Je regarde le paysage. Je suis fatiguée, mais plutôt heureuse de penser que je suis en bonne voie de guérison. Il me semble alors que je serai bientôt chez moi, pour une période de convalescence que j'espère aussi courte que possible. J'ai hâte de reprendre ma vie et mon travail. J'ignore alors que, concernant le syndrome de Lyell, rien n'est jamais terminé.

L'arrivée à l'hôpital de Troyes est un choc. Je m'étais habituée, à Créteil, au luxe d'un secteur moderne, refait à neuf, tout beau, tout propre. J'intègre maintenant un service de dermatologie certes, mais vieillot, avec au bas du mur une faïence marron et orange d'un autre temps, surmontée d'une peinture jaune fané et quelque peu écaillée. J'ai cependant la chance de bénéficier d'une chambre seule. Il n'y en a que trois ou quatre à cet étage. En cette année de canicule, ce service, comme beaucoup d'autres, est surchargé de malades. Ce sont exclusivement des personnes âgées, que l'on ne peut abandonner à leur sort en les faisant rentrer chez elles. Les salles sont remplies de lits accueillant des petits vieux, qui attendent là de meilleurs jours. La température extérieure ne baisse pas. On arrive alors au mois d'août.

Ma chambre est équipée d'un téléviseur, et je m'en réjouis. Je ne vais plus être condamnée à une unique station de radio. Je vais enfin avoir le choix des programmes, et l'image en plus. Quelle joie de retrouver *Questions pour un champion*, mais aussi plusieurs séries qui me passent le temps. Ma préférée se déroule dans un cadre qui était devenu mon quotidien : *Urgences*. J'ignore alors que le plaisir de la vue me sera bientôt confisqué.

À Troyes, je retrouve également mon docteur X, le chef de service qui s'était montré si pertinent et efficace, tentant même de me kidnapper le 19 juin, au tout début de mon Lyell. À chaque fois qu'il me croise dans les couloirs, il me gratifie d'un large sourire, n'oublie jamais de me demander comment je vais avant de filer, telle une petite souris affairée.

J'ai maintenant une nouvelle peau qu'il faut bichonner, enduire de crème aussi souvent que possible, et protéger autant que faire se peut de la lumière du soleil. Concernant la cicatrisation, le professeur R m'a prévenue qu'il ne pouvait pas prévoir l'évolution des marques qu'elle laisserait sur le corps et sur le visage. Tout dépend des patients, c'est au cas par cas. Les bains de bouche s'espacent. Mes parties intimes vont bien, j'y veille. Là encore, j'ai eu beaucoup de chance. Bien des femmes ne peuvent plus avoir de rapports sexuels normaux après la maladie.

Il s'agit là de séquelles du Lyell. Je n'en suis pas encore à ce stade. J'ai certes dépassé la phase aiguë, j'entends par là toute la période de bullage et de décollement d'une plus ou moins grande partie de l'épiderme et des muqueuses. Lors de cette étape, j'ai heureusement échappé à l'ablation de parties infectées. Mon traitement comprend défusion des muqueuses et crème, contrôle de la fièvre et maintien du corps dans un lieu aseptisé, surveillance des fonctions vitales soutenues artificiellement si besoin. J'entre maintenant dans la phase chronique.

Lors de cette étape, se développent tous les effets secondaires, les pathologies qui sont la conséquence de la phase aiguë. La liste est sans fin. Les traitements, quand ils existent, peuvent être longs et difficiles. J'ai la chance de ne pas être concernée par une insuffisance respiratoire, des maladies digestives ou gynécologiques. Concernant les séquelles psychologiques, je suis réservée. Il est vrai que, celles-ci ne se manifestant pas de manière évidente, j'ai peut-être éludé la question. Je lirai plus tard qu'être victime d'un syndrome de Lyell provoque autant de dégâts dans ce domaine qu'être victime d'un attentat. Je ne sais pas.

La présence régulière d'états dépressifs ne saurait être imputée au syndrome de Lyell, car ils font déjà partie de ma vie. C'est également le cas des migraines, bien que leur fréquence et leur intensité aient significativement augmenté. En revanche, je suis, depuis la maladie, atteinte de douleurs d'origine inconnue que l'académie qualifie d'idiopathiques. Elles mettent en difficulté les médecins, car il n'est pas possible d'en trouver des raisons physiologiques. Elles sont donc difficiles à soulager. Même les opiacés sont en échec. Seuls quelques antidépresseurs semblent avoir un effet. Dois-je en conclure que ce serait là l'expression par mon corps de souffrances psychiques que je peine à exprimer autrement ?

Souvent, suite au syndrome de Lyell, il arrive que des organes déjà très atteints pendant la phase aiguë de la maladie soient encore touchés gravement pendant la phase chronique. Ces organes peuvent être l'intestin, les poumons, la bouche. Si, dans la plupart des cas, les yeux restent fragiles, la peau paie toujours le plus grave tribut. Concernant la bouche, j'ai les gencives particulièrement enflammées. Elles saignent régulièrement. J'ai heureusement conservé mes dents à ce jour, même si je dois constater leur fâcheuse tendance à se déchausser. Ma peau s'est reconstituée sans cicatrices ni taches. Cependant, les matrices des ongles ont été si touchées qu'aux pieds un ongle sur deux n'a pas repoussé. Sur les mains, mes ongles sont si fins qu'ils ont la même sensibilité que l'épiderme.

Chapitre 21

Je sens aussi mes yeux, mais ce n'est rien à côté de la douleur qu'ils ont pu me causer. C'est mon plus gros souci. Les cils sont un moindre mal. Ils sont tombés, mais au moment de repousser, ils le font dans n'importe quelle direction, agressant le globe oculaire et mettant la cornée en danger. Il faut donc les retirer par épilation électrique. Plus grave, mes glandes lacrymales n'assurent plus l'humidification normale des yeux. J'ai pu croire qu'elles ne fonctionnaient plus, mais je dois me rendre à l'évidence : la douleur physique et les émotions me font toujours pleurer. En revanche, la lubrification naturelle au cours de la journée est défaillante. Il me faut prendre l'habitude de m'instiller des larmes artificielles environ dix fois par heure. De plus, mes conjonctives et ma cornée restent enflammées en permanence. Une greffe de cornée est inenvisageable. D'autres layeulistes l'ont essayée. Ces tentatives ont toutes été des échecs. De par sa ressemblance avec les maladies auto-immunes, le Lyell a systématiquement causé des rejets. Certains patients en sortent avec une vue encore moins bonne, d'autres y perdent l'œil.

Je suis devenue totalement photophobe, mes yeux ne supportent pas la moindre lumière. La souffrance que je ressens est indicible. Dans la vie courante, personne ne sent ses yeux. Une douleur est alors difficile à concevoir. Afin d'être explicite, je dirais que c'est comme si l'on m'obligeait à fixer le soleil, le regard écarquillé, avec en plus une poignée de sable dans chaque œil. C'est intolérable. Il me faut donc porter des lunettes de soleil très foncées toute la journée. Ajoutez à cela les lésions du globe oculaire, je suis devenue quasiment aveugle. Ce nouveau phénomène est apparu en quelques jours après mon arrivée au centre hospitalier de Troyes, reléguant la télévision aux fonctions d'un poste de radio.

Malgré tout, il me reste quelques perceptions visuelles. Quand j'ouvre un peu les yeux à l'abri de mes verres fumés, je distingue les ombres, les sources de lumière, les silhouettes. Je continue à me rendre régulièrement à Créteil, mais je suis dans la plus totale incertitude. Le docteur A, ophtalmologue, m'a prévenue que la situation est susceptible d'évoluer très rapidement, dans un sens comme dans l'autre. Mes yeux peuvent tout aussi bien guérir en très peu de temps que m'amener à une cécité complète. Décidément, fichue maladie ! Dans mon souci permanent de ne pas dramatiser la situation, je minimise les risques quand j'évoque ma vue avec mes proches. Dans le même esprit, sans aller jusqu'à cacher ma douleur, j'en dissimule l'intensité. À quoi bon tenter de l'expliquer ? Elle est in-croyable. Je dois reconnaître pourtant que, localisée aux yeux, elle reste bien moins envahissante que ce que j'ai pu connaître auparavant. Et moi qui avais naïvement pensé que je me dirigeais vers une convalescence calme. Je peux vous dire que la petite faïence orange et la peinture écaillée, je prierais n'importe quel Dieu pour les revoir.

Chapitre 22

Ma vie à l'hôpital de Troyes s'organise donc, petit à petit, dans le flou le plus total. Si je ne vois plus grand-chose de ma chambrette, je m'y repère facilement, de par la simplicité architecturale de cet espace restreint. Je me lève très peu et passe le plus clair de mon temps au lit. J'aurais aimé n'en sortir que pour la douche, mais je dois régulièrement aller à la fenêtre pour en baisser le volet. En effet, bien que voyant peu, ma photophobie me rend la lumière insupportable. Or, tous les soignants qui rentrent dans ma chambre ont la même réaction : *« Mais madame Herbin, il faut faire entrer de la lumière ! »* Je n'ose rien dire, et les regarde ouvrir pour la énième fois le volet roulant qu'il me faudra refermer dès leur départ… Sont-ils au courant de ma photophobie ? Si oui, ont-ils conscience de la douleur que cela m'occasionne ? Et pourquoi je les laisse faire sans me rebeller ?

À ne jamais vouloir me plaindre, je ne mentionne pas au médecin les intenses suées nocturnes dont je suis victime. Je n'en saurai donc jamais la cause exacte. En revanche, je suis très mal à l'aise lorsque les aides-soignantes changent les draps chaque matin. J'imagine, certainement à tort, ce qu'elles peuvent penser : que j'ai uriné dans mon lit. C'est bien sûr absurde puisque j'ai encore ma sonde urinaire. Maman m'a rapporté toute une collection de tee-shirts longs « Titi et Grosminet ». Je les trouve adorables et en fais grand usage puisque j'en mets successivement trois ou quatre par nuit pour tenter d'absorber mon excès de transpiration.

Depuis que je suis à Troyes, Maman vient pour des périodes plus longues. Elle s'installe dans mon appartement pour plusieurs semaines d'affilée et vient donc me voir tous les jours. Elle me donne des nouvelles des chats dont elle prend le plus grand soin. Je suis ravie de savoir Lucie toujours aussi câline et Charlotte et Cassio toujours aussi amoureux l'un de l'autre.

Maman m'apporte plein de bonnes choses à manger. Cela me change des plateaux de l'hôpital, lesquels ne me tentent pas vraiment. Or, bien que je ne m'en rende pas compte, je suis maigre. Il m'est médicalement recommandé de prendre au moins dix kilos. Ce sont les grandes vacances, et durant cette période, les firmes agroalimentaires testent de nouvelles recettes auprès de consommateurs. Les supermarchés regorgent de nouveautés que Maman guette pour varier mes menus. C'est ainsi que je teste toute une flopée de desserts lactés très différents. Ils sont stockés dans le petit frigo de la chambre. Je m'en gave consciencieusement, à longueur de journée, en écoutant la télévision ou, puisqu'il m'a suivie, le poste de radio toujours fidèle à RTL.

Je croise chaque matin le docteur X, en allant à la douche. C'est à sa voix que je le reconnais, et à son ton que j'entends son sourire. Il me dit souvent avec humanité : *« Comment va ma petite aveugle ce matin ? »* Ce à quoi je peux répondre ironiquement que tout va bien puisqu'on mange si bien à l'hôpital ! Puis je poursuis mon chemin, fière comme une star derrière mes lunettes noires, ma sonde urinaire à la main.

Chapitre 23

Si mes yeux sont absents, mes autres sens se sont incroyablement développés en moins d'une semaine. Mes doigts sont devenus si attentifs à ce qu'ils touchent que je pourrais apprendre le braille. Mon odorat et mon ouïe ont décuplé. Hélas, dans l'environnement qui constitue mon quotidien, c'est loin d'être un avantage. En effet, le milieu hospitalier n'a rien de très agréable à m'offrir. Certaines odeurs viennent littéralement agresser mon nez sans déclaration de guerre préalable. Les parfums des produits ménagers se mêlent aux relents des plateaux-repas en un tout écœurant. S'y ajoutent les odeurs corporelles des personnes âgées qui occupent les autres chambres. Heureusement, quand Maman arrive directement de chez moi, elle apporte avec elle le souvenir olfactif de mes chats. J'en ronronnerais. Dès son départ, je rallume la télé ou la radio pour prendre le relais de nos discussions. C'est le seul moyen de tenir à distance tous les bruits du service qui m'envahissent. Je n'ai que faire de distinguer les bavardages incessants du personnel soignant. Plus intrusifs encore par l'émotion qu'ils suscitent, les plaintes et râles de souffrance des autres malades semblent dire leur lassitude de vivre. Il me faut m'en protéger.

Considérant la chance que j'ai d'être encore jeune et n'étant pas atteinte d'une maladie dégénérative, il me semble avoir l'avenir pour moi. Je décide donc de me rendre dans les chambres voisines de la mienne pour discuter avec les patients âgés. Après avoir dépassé les odeurs d'urine, de transpiration, et de je ne sais quoi d'autre, je tente une discussion, mais ce n'est pas simple. Quand les malades sont conscients, il arrive souvent qu'ils ne me reconnaissent pas d'une fois sur l'autre. S'ils se souviennent de moi, ils ont oublié ce dont nous avons parlé la veille. Mais j'aime à croire, malgré tout, que je leur fais du bien. En tout cas, à tort ou à raison, je me sens utile. Même si un seul de ces malades est soulagé, rien qu'un court instant, par nos mots échangés, j'en suis heureuse et émue.

Ma vision très dégradée ne m'empêche pas de pratiquer mon activité physique. Consciencieusement, je fais mes allers et retours quotidiens dans les escaliers, toujours accompagnée de ma fidèle sonde urinaire. Je crois bien l'avoir conservée plus d'un mois et demi, ce satané drain. Une fois enlevé, je me sens une véritable petite gazelle dans ces fameux escaliers. Enfin, je l'aurais été si j'avais eu mes yeux. Tout cet exercice me fatigue et me donne faim. Qu'à cela ne tienne, je suis prête à allonger mon trajet jusqu'à la cafétéria. Rien ni personne ne pourrait m'empêcher d'aller acheter des pâtisseries au rez-de-chaussée. Je connais bientôt le chemin par cœur. Le meilleur moment pour m'en procurer un maximum est le début d'après-midi, quand le buffet est réapprovisionné. J'ai alors le plus grand choix et je peux prendre plusieurs morceaux du même gâteau, un vrai bonheur. J'achète, en une ou deux fois, quatre à six pâtisseries par jour, parfois plus. Mon corps les réclame si fort que je surmonte ma gêne de me présenter devant les petites vendeuses en chemise de nuit « Titi et Grosminet », avec mes lunettes noires et mon drain. Ce sont des glucides qu'il me faut depuis ma deuxième semaine à l'hôpital de Troyes. Je ne me savais pas bouche sucrée, ayant toujours préféré une rondelle de saucisson à un éclair au chocolat. Et pourtant, avec mes pâtisseries, je me régale de bon cœur. Je ne les mange pas, je les dévore !

Chapitre 24

Les visites d'amis sont rares, et c'est bien ainsi. Je suis très affaiblie et me fatigue vite. Mais le plus épuisant est peut-être d'ordre psychologique. Ayant pris la décision de mentir sur l'origine du Lyell, il faut que je m'y tienne, que je brode sur la responsabilité d'un antibiotique. Et ce devant mes proches, eux qui font l'effort de venir me tenir compagnie dans cet état. J'essaie bien de les protéger en ne m'étendant pas sur l'intensité de mes maux, mais ceci aussi me coûte. J'ai donc du mal à assumer nos échanges.

Il y a bien sûr Nordine, que je devine plus que je ne le vois. Mon Nordine qui a répondu présent, sans condition, sans question et a pris en charge la vie de mes chats pendant sept semaines, jusqu'à ce que Maman prenne le relais. Il est là, encore et toujours, à discuter et blaguer avec moi, malgré mon aspect peu engageant. Nous nous sommes rencontrés en discothèque trois ou quatre ans auparavant. Le soir même, ou plutôt le petit matin qui avait suivi, il m'emmenait à Rungis, au marché de gros où il approvisionnait sa jolie supérette. Je me souviens avoir été impressionnée par cette ville dans la ville, émerveillée devant une telle profusion. Lui mentir à lui, Nordine, m'est douloureux, mais il faut que je mente à tous, sinon ça ne sert à rien. Je dois tout d'abord me mentir à moi-même, me convaincre de l'histoire que j'ai inventée. Tenir le même discours à tout le monde, le plus naturellement possible. Je me sens méprisable. Mentir à chacun de mes amis est un calvaire, mais mon besoin de protéger

Maman est plus fort. Je ne fais en fait que dissimuler une honte derrière une autre.

Mon « p'tit Steph » aussi vient me voir. Il m'apprend qu'il m'a fait porter des fleurs au début de mon hospitalisation à Créteil. Je ne m'en souviens pas. Maman ne l'a pas su, elle me l'aurait dit. Peut-être m'en a-t-on avertie en son absence et je l'ai oublié. Je n'étais pas très réceptive à ce moment-là. Pauvre Stéphane, persuadé qu'il est responsable de ma maladie. Comme une sotte, je lui ai déjà tout raconté. Je ne l'ai pas épargné, alors qu'il en a peut-être autant besoin que Maman. Après tout, rien ne m'obligeait à lui dire que c'est la molécule de sa trithérapie qui a provoqué le syndrome de Lyell. Pourquoi ai-je eu besoin de lui dire la vérité, à lui ? Probablement pour ne pas être seule à porter le poids du mensonge. J'ai été lâche. Pour tenter de me rattraper, je me dois de ne pas rentrer dans les détails de la souffrance que j'ai traversée et que je traverse encore.

Heureusement pour moi, il vient avec Élisabeth ou d'autres personnes la plupart du temps. Ça évite d'aborder le sujet. Arrivant toujours par petits groupes de trois, mes amis me posent mille questions. Ils ont la délicatesse de ne pas insister quand les réponses ne viennent pas. Je leur sers mon histoire d'antibiotique tueur et ça leur convient. Tout va donc pour le mieux. Avec eux également, je ne juge pas utile de m'apitoyer sur mon pauvre sort. Je leur dis bien sûr que j'ai eu mal, très mal même. Mais il me semble que susciter trop de sympathie, voire de pitié, me fragiliserait. Que je ne pourrais pas tenir le coup. Heureusement, les choses se passent autrement. Si je ne peux, à proprement parler, voir mes amis, je les devine. Cette cécité entraîne des quiproquos qui, loin d'ajouter au drame de la situation, peuvent nous amener jusqu'au fou rire. Paradoxalement, ces visites me revigorent, tout en m'épuisant.

Chapitre 25

Finalement, je suis bien dans cette chambre qui échappe à ma vue. Malgré la douleur aux yeux, malgré la fatigue constante, malgré les suées nocturnes, malgré les bruits et les odeurs de mes voisins, malgré mon inactivité relative. Ma chambre est devenue mon petit royaume. J'en suis la souveraine toute puissante, j'aime à le croire. Les semaines passent ainsi jusqu'au jour où l'on m'annonce qu'il me faut rendre la couronne, quitter le royaume et rentrer chez moi.

Avec l'aide de Maman, je me mets à faire mes bagages. En trois semaines, j'ai accumulé beaucoup de choses. Il y a le poste de radio, mais aussi quatre gros bouquets de roses en bois, seules fleurs que vend la boutique de l'hôpital. Ajoutez à cela les nombreuses chemises de nuit, serviettes et nécessaire de toilette, il y a de quoi remplir trois sacs de voyage. J'ai une appréhension à l'idée de quitter l'hôpital où j'ai fini par me construire une petite vie faite d'horaires fixes. Elle est organisée autour des repas, des programmes de télé et de radio. Mes seules contraintes sont les soins, mais je n'ai aucune responsabilité véritable. Pas de comptes à rendre à personne sauf d'être là, bien sage, dans ma chambre, à me reposer. Et mis à part la douleur intolérable de mes yeux et l'inconfort du mensonge auquel je commence à croire, cette situation a fini par m'aller très bien.

C'est avec l'impression d'être expropriée que je suis maintenant assise sur mon lit, mes bagages à mes pieds, attendant le chauffeur du

VSL, un taxi-ambulance. Je me garde bien de faire part de mes pensées à Maman qui est là avec moi pour le grand saut vers l'extérieur. J'ai encore en mémoire les sensations qui ont accompagné mon transfert, trois semaines auparavant. Le peu de contact avec l'air extérieur m'avait alors fait l'effet d'une fraîche et douce caresse en dépit de la canicule, comme une sensation inédite pour ma peau toute neuve. Je suis un peu inquiète à l'idée de retourner définitivement dans cet autre monde. Car durant toute mon hospitalisation troyenne, y compris lors de mes pérégrinations dans les escaliers ou à la cafétéria, je n'ai jamais quitté l'enceinte de l'hôpital. En revanche, je n'ai absolument pas conscience des défis qui m'attendent dans ce nouveau monde.

C'est à l'odeur de tabac que je devine l'arrivée du chauffeur. Une seconde plus tard, elle est là, c'est une ambulancière donc. Tout à fait sympathique, elle rit et parle d'une voix un peu éraillée : elle doit vraiment beaucoup fumer. Nous prenons l'ascenseur, moi qui m'étais consciencieusement habituée à prendre quotidiennement les escaliers… Nous quittons le service de dermatologie du docteur X, que je n'ai pas pu saluer, car il est en congés. Je le reverrai bien plus tard, quand je reprendrai le travail.

Nous sortons des bâtiments et là, deux chocs. Tout d'abord, la chaleur. Lourde, sale, trempée, qui vous écrase au sol. Et instantanément, l'éclat de douleur dû à la lumière. Je le sais pourtant. J'ai beau porter des lunettes noires, je dois fermer les yeux face à la luminosité, qu'elle soit naturelle ou non. Je n'y avais pas pensé. C'est un véritable jet de feu dans les yeux, à vous faire perdre l'équilibre. Je vacille. Maman et la gentille ambulancière s'en inquiètent, mais je me reprends rapidement, laissant entendre que ce n'est rien. J'ai fermé les yeux par réflexe et baissé la tête par protection. Tête baissée, yeux fermés, ce sera ma vie pendant les trois longs mois qui vont suivre.

C'est dans cette posture que, très maladroitement, je marche jusqu'au VSL qui n'est pas tout près. Je sors d'un lieu clos qui m'a protégée depuis presque un mois. Mon ouïe et mon odorat surdéveloppés me font donc ressentir les bruits et les odeurs extérieurs comme de véritables agressions. Le centre hospitalier est situé au cœur de la ville. Le bruit des automobiles et de leurs klaxons me paraît une fanfare infernale. L'odeur de la pollution atmosphérique, renforcée par la canicule, m'écœure au plus haut point. Malgré tout, ça ne m'empêche pas d'avancer et vaille que vaille, nous atteignons la voiture toutes les trois. Le trajet est rapide. Une fois arrivées à la maison, nous reprenons le même petit jeu du *« à tâtons, je fais comme je peux »* jusqu'à l'appartement. Maman m'aide du mieux qu'elle peut, mais elle n'a pas encore l'expérience d'accompagner une aveugle. Heureusement, l'ambulancière est là.

Chapitre 26

Arrivée dans l’appartement, j’ai une excellente surprise. À peine passée la porte et déposés les bagages, je constate instantanément que, bien qu’aveugle, je reconnais mon logement. Ou plutôt quelque chose en moi le reconnaît. Les quelques années que j’y ai passées ont suffi à inscrire les lieux dans mon corps. Je suis en territoire connu. Mes pieds savent combien de pas il faut faire pour aller à la cuisine. Mes mains trouvent avec une assez bonne précision les ustensiles rangés à leur place. De même, je vais sans heurts jusqu’au salon-salle à manger, et peux rejoindre mon bureau sans me cogner. Ce que je nomme mon bureau est, en fait, une alcôve aménagée. J’y retrouve le désordre que j’ai laissé autour de l’ordinateur. C’est rassurant. Ma chambre aussi me rassure, telle qu’en mon souvenir. Le trajet jusqu’aux toilettes, puis à la salle de bains, est un jeu d’enfant, de colin-maillard pour être précise. Décidément, je dis bravo à mon petit cerveau.

Je retrouve surtout mes chats, mes amours. Ils m’ont tellement manqué. J’attends depuis tant de semaines d’entendre leurs miaous répétitifs à tout propos. J’attends aussi de sentir sur mon visage leurs petites truffes mouillées, quand ils viennent me faire des bisous de minous. J’attends même de sentir leurs griffes s’enfoncer de plaisir dans mes cuisses, comme ils le faisaient quand elles étaient encore grassouillettes, pendant leurs câlins ronronnants. Ils sont là, me faisant la fête comme des petits chiens. Ils m’ont reconnue et se fichent bien de la tête que je peux avoir. Ils inspectent ensuite, un par un, tous les objets qu'avec Maman, nous tirons des bagages. Puis ils viennent sur nos genoux, lorsqu'assises et vannées, nous nous retrouvons sur le canapé, nous demandant ce que nous allons faire maintenant.

Le professeur R m'a donné le nom d'une association de malades du syndrome de Lyell : « Amalyste ». Pour la trouver, il nous faut surfer sur internet. Maman n'est pas à l'aise avec ce mode de communication. Quant à moi, il ne m'est pas possible de fixer un écran, quel qu'il soit. Sous ma dictée, Maman tape le nom, et quelques secondes après, nous sommes sur le site. À l'époque, il rassemble principalement des témoignages. Il a cependant le mérite d'exister. L'association se développera ensuite et accompagnera les malades dans la phase chronique. Pour l'heure, il nous faut explorer sans assistance les méandres des administrations. Que faire avec la Sécurité sociale, avec mon employeur ? À quelles aides ai-je droit éventuellement ? Nous nous sentons bien seules. Personne vers qui nous tourner. Pour moi, épuisée par la maladie, ces questions m'usent. Si ça ne tenait qu'à moi, je ne ferais rien du tout.

Heureusement, Maman est là. Je n'ose imaginer ce que vivent les personnes qui n'ont pas de soutien. Maman est mes yeux, mais aussi mon stimulant, pendant ces trois mois, tant pour les démarches administratives que pour la vie quotidienne. Chaque fois qu'elle fait un séjour à la maison, et c'est souvent, elle me fait manger, marcher. Elle est devenue une pro du guidage des aveugles. L'exercice n'est pas aussi simple qu'il y paraît. Pour moi, quand je suis seule, c'est la canne blanche. Autre apprentissage. J'ai dû me la faire prescrire par mon médecin, et j'apprends par moi-même. Après quelques jours, je suis une championne.

Chapitre 27

Les démarches administratives ne sont pas une sinécure : la Sécurité sociale m'envoie à la CAF pour je ne sais plus quelles obscures raisons ; la CAF me renvoie à la Sécurité sociale pour d'autres. Nous avons vraiment le sentiment que ces deux administrations jouent au ping-pong, nous obligeant, Maman et moi, à faire mille allers et retours. Les temps d'attente sont interminables. Nous devons même être vigilantes dans les queues, car certaines personnes nous passeraient bien devant sans vergogne, malgré les tickets numérotés. La plupart de nos déplacements s'effectuent à pied et j'apprends rapidement, au son des moteurs des voitures qui arrivent vers nous, que les Français sont presque tous des chauffards. Il nous faut, Maman et moi, être très attentives dans cet environnement hostile. Cela nous épuise. Je ne comprends pas que les institutions telles que la CAF ou la Sécurité sociale ne nous aient pas délégué un agent pour régler tout ce fatras administratif. Comment ferais-je si Maman n'était pas présente ? Pensez qu'il nous est arrivé de déposer un courrier urgent directement dans la boîte aux lettres de la Sécu pour nous entendre dire deux jours après qu'ils n'ont pas reçu ledit courrier. Nous passons de la rage à l'abattement. Le kinésithérapeute m'avait recommandé trente minutes d'activités physiques par jour ? Il pouvait être rassuré, les administrations y veillaient.

Nos démarches incessantes, sous le chaud soleil de septembre, ont pour but de glaner quelques sous, car je ne travaille plus. Il me faut aussi bénéficier d'une prise en charge à 100%. Je dois aller à Créteil en VSL pour continuer mon suivi médical. Hélas, le Lyell n'est pas reconnu comme maladie, ni même répertorié. Dans les textes, le syndrome n'existe tout simplement pas. Faire prendre conscience de la réalité de la pathologie est un défi. Il me faut aller rencontrer divers interlocuteurs, à plusieurs reprises, avant de pouvoir être enfin reçue par le médecin-conseil. C'est un homme charmant. Il admet ne connaître de la maladie que le peu de savoir académique reçu à la faculté. Je mobilise toutes mes capacités de persuasion. Mes notions de médecine, dues à ma profession, me sont d'un grand secours. Je dois lui préciser chaque étape de la maladie, photos à l'appui, et terminer en décrivant en détail la phase chronique. Il admet honnêtement son ignorance. Après avoir fait ses propres recherches, il classe l'affection, c'est amusant, comme maladie hors liste. Il s'agit là d'une nomenclature officielle de la Sécu qui me permet alors de bénéficier de la prise en charge à 100%. Je suis soulagée, mais ne peux oublier que, dans d'autres régions, des layeulistes doivent batailler ferme, et pendant plusieurs années, pour faire reconnaître la pathologie.

Je ne comprends toujours pas pourquoi ce type de démarche n'est pas automatique au sortir de l'hôpital. C'est également le cas pour mon accompagnement dans la vie de tous les jours. Il me faut trouver, par moi-même, une auxiliaire de vie. Là encore, Maman et moi nous débrouillons seules. N'y a-t-il pas une assistante sociale en mesure de centraliser toutes ces démarches ? C'est au hasard de nos déplacements dans Troyes que nous voyons la publicité d'une association d'aide qui propose auxiliaires de vie, femmes de ménage ou encore hommes à tout faire. Fait important, cette structure a reçu l'agrément des sévères CPAM et CAF. Je peux donc avoir à la maison l'aide d'une personne qui fait le ménage, le repassage, la cuisine et d'autres petites choses impossibles à faire pour un layeuliste. Encore un soulagement.

J'éprouve cependant un sentiment de culpabilité. Il m'est difficilement supportable de penser qu'ailleurs, d'autres malades ne peuvent faire valoir leurs droits, quand moi, ici, j'ai réussi à obtenir l'inscription du Lyell comme maladie hors liste. Je bénéficie dès lors d'une prise en charge à 100% qui vient s'ajouter à l'accompagnement, à 100% lui aussi, de mon cancer. C'est donc aux frais de la société que j'irai désormais tous les mois à Créteil et tous les trois mois à Villejuif. Ajoutez à cela mon aide à domicile. J'ai vraiment l'impression d'être une privilégiée, creusant avec opiniâtreté le trou de la Sécu.

Chapitre 28

Toujours presque aveugle, mes autres sens restent décuplés, m'ouvrant à une perception différente de ce qui constitue maintenant ma vie. Je crois que le moment est idéal pour entamer une formation d'œnologue. L'acuité de mon nez est telle que les odeurs corporelles ou des parfums trop forts peuvent me donner la migraine. Les salles d'attente me sont pénibles. Les odeurs les plus repérables et désagréables y sont la transpiration et le tabac. Je repère aussi les haleines, le plus souvent à mon grand déplaisir, même si la personne est à quelques pas de moi. Dans mon appartement, en revanche, je prends plaisir à sentir les produits utilisés par les brocanteurs pour la rénovation des meubles. J'en ai une petite collection, en merisier et noyer que mon père a trouvés chez des antiquaires. J'en ai hérité. Les effluves de cire et encaustiques me chatouillent agréablement les narines. J'aime aussi baigner dans un festival de senteurs lorsque, sortant en ville, nous longeons des jardins. Je m'enivre de ces parfums, qui me sont autant de repères dans l'avancement du trajet.

L'ouïe n'est pas moins présente. Il me semble tout entendre. Les chuchotements, à mon sujet ou non, l'état d'esprit de mes interlocuteurs. Il est étonnant de constater à quel point les sentiments s'expriment dans la voix, si l'on y prête attention. Mieux encore, j'entends tout ce que font ou disent mes voisins. Et lors de leurs communications téléphoniques, le son de la voix de l'interlocuteur à l'autre bout du fil me parvient à travers le mur. Peut-être qu'en me concentrant, je pourrais saisir l'intégralité de leurs conversations. C'est aussi de loin que j'entends les moteurs s'approcher. Rien qu'au bruit, je sais quel voisin rentre chez lui. Il me semble avoir des super-pouvoirs. C'est extraordinaire.

Mon alimentation n'a pas changé depuis l'hospitalisation à Troyes. Malgré la désapprobation de Maman, je ne suis attirée que par les aliments sucrés. Le salé me rebute toujours autant. Seuls les mille-feuilles, tartelettes aux fruits ou au chocolat, religieuses et autres gâteaux éveillent mon appétit. Je crois que je touche du doigt pour la première fois de ma vie ce que peuvent être des envies de femme enceinte. Dans les premiers temps chez moi, je suis rapidement nauséeuse. Le professeur R suspecte un temps un accolement à l'entrée de l'estomac. Heureusement, cette sensation disparaît rapidement. Mon régime sucré durera un bon mois après mon retour à la maison et sera efficace. Bien que je marche fréquemment, pour me promener ou aller d'une administration à l'autre, je reprends vite les dix kilos perdus pendant la phase aiguë du Lyell.

À la maison, les semaines s'écoulent le plus tranquillement qui soit. Les choses ont fini par se résoudre au niveau de la CPAM et de la CAF. Par ailleurs, je me fais un point d'honneur à tenir régulièrement au courant mon employeur de l'évolution de la situation. Pour ce faire j'appelle Dorine, l'employée de l'accueil. Elle n'est pas très aimée, mais reste toujours charmante avec moi. Est-ce qu'elle me prend en pitié au vu de ce que j'ai traversé, je ne le crois pas. Peu de personnes savent vraiment ce qu'il en est, et je m'abstiens d'envahir mes interlocuteurs avec mon vécu. Non. Je crois simplement qu'elle est gentille avec moi parce que je le suis avec elle. Elle m'apprend que mon chef m'a trouvé une remplaçante. C'est une bonne chose, car ainsi mon secteur n'est pas en déshérence.

La douleur aux yeux est pour moi un handicap au même titre que ma cécité. Elle m'épuise. Et pourtant, il me semble aller plutôt bien. Je suis en fait dans une période d'excitation et paradoxalement, je suis d'un optimisme d'enfer. Mon mensonge concernant l'origine du Lyell est maintenant bien établi, et je m'y enferre. Je sors tous les jours, me rends seule à peu près partout, ou tout du moins dans les commerces du quartier. La boulangerie, la pharmacie, la supérette, le coiffeur reçoivent régulièrement ma visite. Je culpabilise moins d'être malade.

Je me suis remise à sortir le soir, toujours avec mes amis Élisabeth, Stéphane, Christophe et quelques autres. Tout nous est prétexte à rire. Étant aveugle, je feins de croire que tout m'est permis et je fais n'importe quoi. Je chante à tue-tête, minuit passé, dans les rues de Troyes. Je hèle sans gêne les policiers sans avoir rien de précis à leur dire. J'insulte les horodateurs, les traitant de mange-fric. Je les frappe à grands coups de canne blanche ; elle en conservera les marques. Mes amis et moi, nous dissertons plus que jamais sur les petits verres de rhums arrangés de Marie. Mes sens aiguisés font de moi une championne quand il s'agit de deviner, à l'aveugle bien sûr, quelles herbes ou autres ingrédients y ont mariné. Nous allons aussi en discothèque. Là, le programme est simple. On m'installe au bar. J'y bois et papote avec mes voisins. Mes lunettes noires intriguent beaucoup. Pour démarrer la conversation, je lance sans savoir à qui je parle un *« comment ça va ? »* Et je plante là mon interlocuteur dès que mes amis me proposent d'aller sur la piste. Une fois posée là, je danse comme une petite folle.

Chapitre 29

Mon existence est rythmée par les visites mensuelles à Henri Mondor. J'y vais principalement pour le suivi de l'évolution des yeux, et parfois pour l'étude du professeur R. Pour certains layeulistes, s'y ajoutent des consultations gynécologiques et gastro-entérologiques. Pas pour moi. Ayant eu la chance de faire un petit Lyell, je ne suis pas concernée par des conséquences à ces deux niveaux.

Je m'y rends en VSL. Pendant les quatre-vingt-dix minutes de trajet, je suis privée du paysage. Quand je ne somnole pas, mon humeur peut varier. Généralement, j'y vais sans état d'esprit particulier, ni peur, ni espoir. Parfois, pourtant, je suis inquiète à cause des douleurs de mes yeux, mais il me suffit de faire la conversation avec le conducteur, ou Maman quand elle est là, et tout cela se dissipe. Le plus souvent, le chauffeur m'accompagne jusque dans le service. Cette aide est d'autant mieux venue que je suis aveugle à cette époque.

La salle d'attente du service d'ophtalmologie est semblable à n'importe quelle autre, à ceci près qu'elle est plongée dans la pénombre. On pourrait s'étonner de la présence de magazines sur un petit meuble, mais Maman m'en fait parfois la lecture à voix basse. Il s'agit de ne pas troubler l'ambiance calme et apaisante du lieu. Nous sommes à chaque fois cinq ou six patients layeulistes convoqués la même demi-journée. Tous avec des lunettes noires, une réunion de layeulistes anonymes en quelque sorte. Venus des quatre coins du pays, ces hommes et femmes d'âges divers représentent toutes les classes sociales. Les plus âgés sont accompagnés de leur conjoint, les plus jeunes d'un de leurs parents, et les adultes sont généralement seuls. Quand Maman n'est pas avec moi, je reste face à mes pensées. Je me remémore ce que j'ai traversé, un petit Lyell à 30%. J'imagine alors les autres patients présents traversant les mêmes épreuves ou pire. Certains ont dû souffrir beaucoup plus que moi. L'imaginer me fait mal. Cachée derrière mes lunettes, je pleure en y pensant.

Parfois, l'ambiance est bien différente, une seule personne peut y suffire. Ainsi, la mère d'un jeune garçon dont le prénom m'échappe. Il doit avoir 11 ans puisqu'il est en 6ᵉ. Dans mon souvenir, il est brun, au teint mat. Est-ce l'effet de mes verres fumés ? Je crois plutôt que c'est Maman qui me l'a décrit. Atteint comme la plupart de nous du syndrome de la tête baissée, il me semble posé là, comme un objet. Je n'entendrai jamais le son de sa voix. J'imagine que, comme moi, il doit beaucoup souffrir des yeux, ayant fait un Lyell à 40 ou 50 %. Je pense à ce que peut être son quotidien : la douleur, la menace de rester non voyant. Quelle existence l'attend ? Moi au moins, j'en ai déjà vécu une partie. Se sent-il coupable de faire vivre tout cela à sa mère ? Il n'est pourtant pas responsable d'avoir pris un antibiotique lors d'une angine. Peut-être sa mère, elle, se sent-elle coupable ? En tous les cas, elle ne le quitte pas, le couve, et elle parle, elle parle, elle parle, prenant toute la place.

Elle se plaint, comme si c'était elle la victime principale de la maladie. Elle échange avec Maman, étant toutes deux dans le même immense besoin de communiquer. Elle nomme peu ses émotions, qui transparaissent dans ses soupirs et son ton plaintif. Elle est en colère que l'affection n'ait pas été identifiée tout de suite, qu'elle ait été confondue avec une rougeole. Elle se lamente de devoir faire une longue route à chaque fois, en prenant sur son temps de travail. Elle ne vient pas en VSL, ayant été très mal conseillée sur les possibilités auxquelles elle avait droit. Maman lui explique ce que nous avons obtenu. Focalisée sur les yeux de son fils, elle lui fait apprendre le braille et reste très pessimiste quant à l'évolution de sa vue. Si sur le moment je n'y pense pas, il me semblera indélicat, voire choquant, qu'elle énonce tout cela devant le principal concerné. Moi, je reste en retrait. Je ne veux pas être envahie par sa tristesse. Je fais tellement d'efforts pour paraître gaie et insouciante... Toujours est-il que, bouleversant le calme habituel du lieu, elle tient lieu de distraction.

Une autre patiente a ce don. Je la verrai trois fois, je crois. C'est une jeune femme d'une trentaine d'années, comme moi à l'époque. Mais à part nos lunettes noires, la comparaison s'arrête là. Sauf bien sûr cette fichue maladie. Elle l'a contractée suite à la prise d'un anti-inflammatoire prescrit pour apaiser ses maux de dos. Face à l'inadmissible de la situation, elle a choisi la colère. Elle est mue par le projet d'attaquer les laboratoires pharmaceutiques. Elle ne semble pas attacher d'importance à une quelconque contrepartie financière. Non. Elle veut que justice soit faite, que ces empoisonneurs soient condamnés pour le mal qu'ils ont fait. Que surtout, à l'avenir, plus personne n'ait à vivre ça. Elle parle fort, et son timbre monte dans les aigus.

Condamnée à une certaine immobilité par sa vue défaillante, elle est toute tendue vers l'avant, sur son siège. Parfois, emportée par son propos, elle se lève comme pour mieux incarner sa révolte. Elle n'évoque jamais son vécu de la maladie, des phases aiguë ou chronique. Sa seule obsession semble être de clouer les responsables au pilori. Intérieurement, je note qu'elle ne parle jamais de *« l'industrie pharmaceutique »*, employant plutôt l'expression *« fabricants de médicaments »*. J'en conclus qu'elle est loin d'en être aux actes. J'ai l'impression que sa colère est un exutoire pour elle. Ça l'aide peut-être. Elle tente pourtant de fédérer les autres personnes autour d'elle. Et, me semble-t-il, plus particulièrement moi. Est-ce parce que nous avons le même âge, ou simplement parce que je prends le temps de l'écouter ?

L'envie de la suivre dans son combat me traversera à plusieurs reprises. J'aimerais être en colère, mais il me semble ne pas en avoir le droit. Après tout, à mes yeux, je suis là par ma faute, ou plutôt parce que j'ai fauté. Et la suivre m'obligerait à dire la vérité sur la nature du médicament qui m'a amenée là. Ce que je m'efforce de dissimuler. Je l'écoute donc sans lui emboîter le pas, prenant bien soin de faire en sorte qu'elle n'apprenne pas que mon métier était de faire la promotion de ces industries qu'elle hait.

Chapitre 30

Je suis toujours restée convaincue que ma vision allait s'améliorer. Un matin comme un autre, dans ma salle de bains obscure et aux stores baissés, je prends ma douche quotidienne. C'est en en sortant que je me tourne vers le miroir. Bien que ce réflexe ait perdu toute signification depuis longtemps, je l'ai conservé. Ce jour-là, j'en suis récompensée. Entrouvrant les paupières, je distingue quelque chose. C'est flou, mais je me vois ! Certes, je souffre encore de photophobie et les conjonctives sont toujours aussi enflammées. Mais ce matin, c'est pour moi une amélioration notable et presque miraculeuse de la vue. Il faut que j'annonce la bonne nouvelle. Maman est là. Qui puis-je bien prévenir d'autre ? Mon employeur bien sûr. J'appelle aussitôt le siège et annonce l'heureux événement à la gentille Dorine. J'ajoute que je compte bientôt reprendre le travail au vu de mes progrès. Peut-être aurais-je dû appeler l'ophtalmologue en premier.

C'est ce que je fais ensuite. Au-delà d'annoncer la bonne nouvelle, je souhaite en savoir plus sur l'évolution des choses. Les minutes d'attente au téléphone me paraissent d'autant plus longues qu'elles contrarient mon enthousiasme. Enfin, j'explique la situation au docteur A. Je suis quelque peu désappointée par son absence de réaction. Elle n'a pas l'air surprise de ce que je lui raconte. Elle m'explique alors que l'évolution peut se faire dans un sens comme dans l'autre, que la vision peut s'améliorer instantanément ou s'aggraver de même. Tout peut toujours changer en bien comme en mal. *« Avec le syndrome de Lyell*, dit-elle, *il faut s'attendre à tout* ». Au niveau des yeux, c'est du cas par cas. C'est la douche froide. Perçoit-elle alors ma déception ? Comme pour me rassurer, elle ajoute que c'est tout de même une bonne nouvelle, qui va dans le sens d'une amélioration pour la suite. Malgré cette dernière phrase, mon enthousiasme a disparu. Je me dis que certes d'autres layeulistes ont une vue encore plus dégradée que la mienne, mais je n'en suis pas moins triste. Et puis j'ai toujours tellement mal, mal à avoir envie d'arracher mes yeux et de les jeter de rage.

La douleur ne faiblit pas, mais la vue s'est quelque peu améliorée. Il me faut pourtant conserver mes verres fumés et je ferme toujours les yeux face à une forte luminosité. Cependant, à l'ombre ou dans des lieux à la lumière très tamisée, je peux, lunettes sur le nez, les entrouvrir. Le peu que je vois me procure une grande autonomie. Je ne quitte pas pour autant ma canne blanche. Ma faible vision la justifie. Elle présente aussi l'avantage d'inciter les gens à faire attention à moi. Attention pouvant aller jusqu'à une assistance que je refuse rarement.

Je vais chez Maman en train. J'apprends à cette occasion que je n'ai droit à aucune réduction ; en revanche, le trajet serait gratuit pour un accompagnant. Voyageant seule, c'est ma canne blanche qui me fait remarquer des agents de la SNCF, lesquels me prennent en main. Ils me mènent en salle d'attente puis, le moment venu, ils me conduisent jusqu'à mon siège. Enfin, c'est le cas dans les grandes gares. Dans les plus petites, mieux vaut compter sur l'aide des autres voyageurs.

Mes envies de sucre disparaissent comme elles sont venues. Ça m'est très étrange. Dans un premier temps, mon cerveau, qui à la base se nourrit uniquement d'oxygène et de glucose, a réclamé son dû de carburant, et exigé pour mon organisme la dose de plaisir dont il avait été privé pendant près de deux mois. Une fois mon cerveau rassasié et mon organisme satisfait, l'envie excessive de sucre a cessé. Je crois fortement en cette théorie, même si elle est saugrenue d'un point de vue médical. En tous les cas, le corps humain est une machine extraordinaire.

Autre point sur lequel les médecins ne partagent pas du tout mon avis, il me semble que le fait de m'avoir coupé un doigt à cause du cancer, un mélanome acral à l'annulaire droit, a perturbé mon système immunitaire. Ceci m'aurait rendue plus sensible aux allergies telles que le syndrome de Lyell. Ces théories, quelle qu'en soit la faible valeur scientifique, présentent l'avantage de répondre à mes questionnements, de donner du sens à ce qui m'arrive et ça me fait du bien.

Chapitre 31

Aux yeux des gens, mon statut a clairement changé. Ceci ne me dérange pas outre mesure. Il n'en est pas de même pour les autres. Ainsi, un jour, je suis traitée de handicapée par plusieurs jeunes gens. Je suppose que ce terme, qui en soi n'est pas une insulte, m'est destiné. En effet, à l'oreille, je ne repère pas d'autre présence dans la rue. Je trouve cette remarque tellement stupide que je ne réponds rien. J'esquisse même un sourire. Pourtant, à l'intérieur de moi, je bous littéralement de colère devant autant de bêtise. Je leur casserais bien la figure à ces jeunes cons. Ils m'ont gâché ma sortie et, écœurée, je rentre chez moi me faire consoler par mes chats. Je n'aurais jamais imaginé que ce type d'attitude puisse me toucher à ce point. Après tout ce que j'ai traversé, j'avais naïvement pensé que plus rien ne pouvait m'atteindre, que je serais désormais insensible aux regards, aux réactions des autres.

Quand Maman n'est pas là, je fais mes courses avec Stéphane, toujours aux petits soins pour moi. Il m'accompagne dans ces immenses ultra-hyper-supermarchés dont l'éclairage intense me ramène à un état de cécité complète. Il est soulagé d'apprendre que je suis séronégative. Nous buvons le champagne : c'est bien le moins que l'on puisse faire pour fêter la nouvelle. Nous évitons prudemment d'évoquer la nuit fatidique. Il me semble qu'il se sent encore trop coupable. Quand, malgré nos précautions, le sujet arrive dans la conversation, j'en appelle à toutes mes forces de persuasion pour tenter de lui faire comprendre qu'il n'a rien à se reprocher. Je veux croire que ça marche un peu. Peut-être aurait-il fallu que nous prenions le temps d'en parler plus avant, pour l'aider à saisir que, pas plus que moi, il n'était coupable de quoi que ce soit. C'est aussi pour le protéger que j'ai menti sur l'origine de la maladie.

Pour en revenir aux achats, il lui en faut de la patience pour les faire avec moi. Je m'énerve à chaque fois, pas contre « mon p'tit Steph » qui est adorable. Je m'agace parce que je suis frustrée. Frustrée de ne rien voir. Frustrée de sentir tous ces gens autour de moi, qu'avec leurs odeurs et leurs bruits agressifs, j'imagine hostiles. Voilà ce qu'est alors ma perception de l'environnement. Dans ces grands espaces remplis de monde, mes sens surdéveloppés sont bien plus un handicap qu'un atout. J'entends tout et n'importe quoi, je sens le pire comme le meilleur. Heureusement que je suis dans une phase d'excitation sans laquelle je crois que je traverserais très mal toute cette période de cécité partielle et la douleur qui l'accompagne.

Chapitre 32

Mes yeux ne produisent plus assez de larmes. Pour pallier l'absence d'activité des glandes lacrymales, je dois leur fournir un ersatz artificiel. De petites dosettes individuelles ont été choisies avec minutie, et prescrites par l'ophtalmologue d'Henri Mondor, car elles ne contiennent pas d'additif et surtout pas de conservateur. J'en utilise 120 par jour, c'est énorme. La pharmacie me livre des cartons entiers de boîtes de ce collyre. Je passe mes journées à me mettre des gouttes dans les yeux. Quoi que je fasse, où que je sois, je dois emporter avec moi un nombre suffisant de dosettes. C'est, outre la douleur des conjonctivites permanentes, outre la douleur des cornées vascularisées en excès, une épreuve supplémentaire que d'instiller toutes les cinq minutes ces larmes dans des yeux qui s'ouvrent à peine.

Là encore, les mois s'écoulent le plus tranquillement possible. Je retourne régulièrement à Henri Mondor voir le professeur R afin qu'il puisse continuer son étude. Il est toujours aussi agréable et attentif. Nous avons des entretiens assez longs sur le Lyell, sur la nature de ses recherches, sur leurs possibles applications en ce qui concerne les traitements. Il s'agit surtout de recherche fondamentale. Le professeur ne manque pas de me demander comment je me remets, aussi bien sur le plan physique que psychologique. Pour son étude, il me fait de petits prélèvements et notamment, il m'arrache quelques cheveux avec une grande précaution, puis se confond en excuses, de peur de m'avoir fait mal. Après tout ce que j'ai subi, cela me fait bien rire.

Cependant, je dois avouer que les petites discussions avec le professeur R me touchent plus que je ne veux bien me l'avouer. Le temps passant, je ne suis plus dans une phase d'excitation . Tout me pèse : la douleur, l'état des yeux, mon état général. Je m'apitoie sur mon sort. Paradoxalement, puisque les glandes lacrymales ne fonctionnent presque plus, je pleure d'un rien. Et pourtant, mes yeux ne supportent plus leurs propres larmes, devenues trop acides ou peut-être trop salées. Par ailleurs, je n'ai jamais compris le rapport entre mes larmes qui arrivent à couler et mes glandes abîmées qui rendent mes yeux si secs. Quoi qu'il en soit, il me suffit de voir une publicité avec un mignon petit chien et je pleure. Une chanson triste ou le 2e mouvement de la 7e de Beethoven et ce sont les chutes Victoria.

Chapitre 33

Cet état, je le connais. Je l'appelle « phase d'épuisement ». Avant la maladie, j'attendais que ça se passe. Je ne sortais plus sauf si c'était professionnel, je me coupais du monde. Soit je n'avalais plus rien, soit je mangeais en excès. Mais après tout ce qui m'était tombé sur la tête en peu de temps, le cancer, le syndrome de Lyell, un divorce également, je décide d'en parler à mon médecin traitant. Il m'avoue honnêtement ne pas être très à l'aise avec ce genre de pathologie. Car pour lui, pathologie il y a. Il m'indique une de ses collègues, une psychiatre qui répond au doux nom de docteur Douce. Je m'interroge à l'époque, comme encore aujourd'hui, sur le bien-fondé de ces séances. Quoi qu'il en soit, je m'y rends docilement. Un taxi-ambulance m'emmène à son cabinet, assez éloigné de mon appartement.

Très rapidement, après quelques sanglots, nous parlons de tout et de rien, mais surtout pas de moi. Cela semble pourtant convenir au docteur Douce. Nous parlons de son petit chien, invisible pour les autres patients, mais dont j'ai senti l'odeur dès la salle d'attente. C'est un minuscule chihuahua emmitouflé dans des couvertures, installé dans un confortable petit panier logé sous le bureau de sa maîtresse. Il aboie avec colère à chaque fois que je tente une approche, c'est drôle. Nous parlons du temps qu'il fait et du dérèglement climatique. À mon grand étonnement, le médecin connaît bien le sujet et moi, géographe de formation, je me régale de ces discussions. Nous parlons aussi de cuisine, de nos petits plats préférés ou encore des voyages faits ou à faire.

Elle me prescrit tout de même un antidépresseur et un anxiolytique après avoir vérifié qu'ils n'appartiennent pas à la liste des médicaments connus pour avoir déjà provoqué le syndrome de Lyell. Bien sûr, au docteur Douce, je ne mens pas à propos des origines de ma pathologie. Elle ne relève pas, mais s'inquiète tout de même de savoir si je suis séropositive ou non. Elle paraît soulagée de ma réponse. J'y vais toutes les deux semaines, mais je suis incapable de dire si ça me fait réellement du bien. J'ai l'impression d'être profondément triste et je m'isole de plus en plus. Je pense avoir été bonne comédienne et avoir fait illusion aux yeux des autres et surtout face à Maman. Je ne veux inquiéter personne, mais aussi m'épargner les questions de mes proches. Cette période d'épuisement, comme la phase d'excitation, durera un peu plus d'une année.

Un matin, au sortir de la douche, comme à mon habitude, je me regarde dans la glace à la lumière tamisée de la salle de bains. Et là, je me vois presque parfaitement. Je reconnais même la couleur de mes yeux. C'est incroyable. Encore une fois, je constate la chance que j'ai. La maladie évolue tellement bien. Certes, je souffre encore énormément. J'ai besoin de mes lunettes noires, de mettre toutes les cinq minutes des larmes artificielles, mais je vois presque normalement.

La vue, bien qu'imparfaite, est revenue quasiment d'un seul coup. Les autres sens, qui s'étaient surdéveloppés en quelques jours quand j'étais aveugle, redeviennent rapidement normaux. Finis tous les avantages, mais aussi les inconvénients d'un odorat ou d'une ouïe décuplée. C'est très bien comme ça. J'ai ma vue et tiens à la garder. Je fête l'événement avec mes amis qui n'en croient pas… mes yeux. Mon plaisir reste cependant entaché d'une légère réserve, due vraisemblablement à mon état dépressif, que je me garde bien d'exprimer.

Chapitre 34

Rapidement, je me rapproche de la Sécurité sociale. La personne qui s'occupe de mon dossier me propose un mi-temps thérapeutique sous réserve d'une visite à la médecine du travail. Je ne devrais pas reprendre le travail si tôt, je ne vois clairement pas assez, à peine un dixième à l'œil droit et trois dixièmes à l'œil gauche, et je suis encore bien trop sensible à la lumière. Mais il n'y a aucune communication entre mes divers interlocuteurs, et j'en profite. Le médecin du travail n'a pas contrôlé ma vision. Les ophtalmologues d'Henri Mondor n'ont pas transmis leurs conclusions. Et moi, je me tais sur ma douleur, ma fatigue et surtout l'état réel de mes yeux. Ce n'est pas malin. Peut-être est-ce même criminel puisque je vais conduire. Mais je ne suis pas réellement consciente de mes actes et j'obtiens ce que je veux : je retravaille.

Mon laboratoire pharmaceutique a été vraiment correct : voilà bientôt deux ans et demi que je suis en arrêt maladie, si l'on compte le cancer déclaré juste avant le syndrome de Lyell, et je n'ai pas été renvoyée. C'est pourtant un droit après une période de six mois d'arrêt de travail. Le labo me fait intégrer une session de formation destinée aux nouveaux arrivants. C'est parfait pour moi. Pour mon employeur, c'est un défi puisqu'il prend le risque de réinvestir sur moi. Mon premier mois de reprise est donc consacré à une remise à niveau.

Il me faut être au meilleur de ma forme, je ne veux pas décevoir mon laboratoire et encore moins moi-même. Tout ça avec un moral on ne peut plus changeant et des yeux douloureux qui réclament leurs gouttes lacrymales toutes les cinq minutes. S'ajoutent à cela des handicaps d'un tout autre type. Ma profession est par essence un métier de représentation et je dois avoir une apparence aussi parfaite que possible. Or, je porte désormais des lunettes noires qui occultent totalement mes yeux. À vrai dire, elles me mangent la moitié du visage. Cette absence de regard représente une perte d'un de mes atouts principaux dans mes tête-à-tête professionnels. Je ressens mon visage comme vidé de sa substance.

Quant à mes ongles, cet élément si important chez une femme élégante, ils n'ont pas repoussé normalement et font peur à voir. Ils donnent l'impression d'avoir été rongés jusqu'à la lunule par une adolescente anorexique. Leur état est tel qu'il serait même inenvisageable de poser des faux ongles. Tout ceci pour dire à quel point il me semble faire tache, dans un monde où le moindre employé est tiré à quatre épingles.

C'est donc dans cet état que je commence la formation. Pour ce faire, je prends le train jusqu'à Paris, puis un taxi que rapidement je partage avec mes collègues pour le plaisir de la convivialité. Mes bagages sont conséquents. Je dois en effet emporter avec moi un nombre de dosettes lacrymales suffisant pour une semaine, à raison d'une dizaine par heure. Je vois mieux, mais mon emploi du temps ne me laisse pas le loisir de marcher. Et comme je mange plus, j'ai pris du poids et je ne suis pas très à l'aise avec mon corps. Cependant, tout le groupe d'étudiants est sympathique et de bonne compagnie. Tout le monde a intérêt à ce que ça se passe pour le mieux.

Il me semble détonner dans le groupe. D'abord par le port des lunettes noires constamment vissées sur le nez, mais surtout, parce que toutes les cinq minutes, j'ôte mes binocles, je jette la tête en arrière et je mets les gouttes salvatrices dans mes yeux avec une certaine dextérité. À ma grande surprise, je ne suis pas assaillie de questions ni dévisagée comme une bête curieuse. À coup sûr, j'ai affaire à des personnes intelligentes ou tout au moins discrètes.

Ce n'est qu'après avoir sympathisé que certains osent quelques questions sur le pourquoi des lunettes et des gouttes. Je leur explique alors que je souffre des séquelles d'un syndrome de Lyell, suite à la prise d'un remède, un comble pour une déléguée médicale dont le métier est de promouvoir des médicaments. Personne ne connaît la pathologie. Il me faut alors expliquer succinctement de quoi il s'agit, mais je renvoie rapidement les plus curieux vers internet. Là encore, je tais le nom de la molécule responsable de ce carnage. Je continue à en accuser un antibiotique sans le nommer, par discrétion professionnelle, bien sûr.

Chapitre 35

Les journées sont chargées. Il nous faut connaître toutes les informations relatives à une dizaine de médicaments. Leur posologie, leur fonctionnement biochimique, mais aussi les comparatifs avec les médicaments de même classe ou de même fonction développés par les laboratoires concurrents. Puis vient le marketing, apprendre les argumentaires, savoir répondre aux objections et s'adapter aux attitudes des médecins.

Le soir, pour décompresser, la petite troupe a pris l'habitude de sortir dans un bar ou en boîte, et là je suis comme tout le monde. Malheureusement, si la soirée se poursuit en discothèque, je redeviens aveugle à cause des lumières qui me sont insupportables. Alors, chacun est là pour m'aider, me guider et, une fois sur la piste, je m'efforce de m'éclater. La douleur vive aux yeux ne me quitte pas et je ressens une immense fatigue. Il me faut pourtant surmonter ces deux handicaps. J'ai l'impression, sinon, que je ne tiendrai pas le coup, que je m'effondrerai totalement.

Dans ce groupe très sympathique, chacun oublie assez rapidement mes petites particularités. Mes lunettes noires trouvent bientôt une autre raison d'être. Après des journées longues et épuisantes, après les sorties nocturnes, je peine paradoxalement à dormir la nuit. C'est donc à l'abri de mes verres fumés que je m'assoupis pendant les sessions de travail. Je ne prends cependant pas de retard, ayant encore en tête le contenu de ma formation initiale, qui ne date que de deux ans.

Mon attention redouble quand est abordé le sujet des risques liés à l'un de nos médicaments, ce qui arrive régulièrement. Je suis soulagée de savoir qu'aucune de nos molécules n'est sur la terrible liste des remèdes susceptibles de provoquer un Lyell. Pour mémoire, il ne concerne chaque année que deux cas sur un million. Est-ce par discrétion ou par timidité, aucun de mes collègues n'ose ouvrir le débat sur l'éternelle question du bénéfice-risque. Il suffit pourtant que je prenne la parole, exposant mon cas, pour que se lance une discussion aussi animée que bienvenue. La formation se termine bientôt et nous nous quittons avec une petite pointe de nostalgie. Nous avons échangé nos coordonnées électroniques et téléphoniques et partons avec la certitude de nous revoir, ne serait-ce qu'à la prochaine réunion nationale dans un pays ensoleillé.

Je reprends le travail sur le terrain à mi-temps, en binôme d'abord, avec Pascale, une collègue et voisine de secteur, ancienne du labo. Je la connais depuis mon entrée dans l'entreprise il y a plus de trois ans. Nous ne sommes pas amies, mais j'apprécie son professionnalisme. Elle a en charge une région au nord-est de la mienne, assez éloignée de Troyes où j'habite. Je loge donc pendant ces trois jours dans un petit hôtel de zone commerciale de la banlieue septentrionale de Reims. Pascale me permet de faire quelques présentations de produits. Je me rends compte avec bonheur que, faute de regard et de jolies mains, je n'ai pas perdu mon bagou. Et par chance, les médecins visités écoutent ce que nous avons à dire, ce qui n'est pas toujours dans leurs habitudes, tout du moins dans la région.

Après ces trois premières journées de terrain avec Pascale, mon chef m'autorise à tourner seule sur mon secteur. La zone comprend une partie de la Marne, avec pour limite le sud de Reims, un morceau de la Haute-Marne allant jusqu'à Colombey-les-deux-Eglises et toute l'Aube. C'est une région vaste, mais pauvre en médecins, mises à part les villes de Troyes et Reims. Il me faut faire de nombreux kilomètres pour remplir ma journée de six à huit visites.

Avec un sens de l'orientation brillant par son absence, j'ai l'habitude de préparer mes itinéraires à l'avance pour aller de médecin en médecin. Travail toujours à reprendre : j'oublie immédiatement chaque parcours une fois qu'il est fait. Ajoutons que je ne suis pas originaire de la région. Les systèmes de navigation n'en sont alors qu'à leurs débuts. On en parle d'ailleurs si peu qu'il ne m'est pas venu à l'esprit de m'en procurer un. Mon laboratoire me l'aurait certainement financé, mais je suis peu curieuse des nouvelles technologies. C'est donc à l'aide de cartes routières que je prépare ma route. Ce travail m'est difficile vu l'état de mes yeux. Je fais l'acquisition d'une énorme loupe, et c'est péniblement que chaque soir, je recherche les étapes de mon périple du lendemain. Peut-être, au vu de ma difficulté à lire les cartes, aurais-je dû en tirer une conclusion quant à ma capacité à voir la route, donc à conduire…

Toute à ma volonté de retrouver une vie normale, je ne me rends absolument pas compte que je suis un véritable danger. Je n'ai pas les cinq dixièmes requis pour conduire. Mes lunettes noires, que je porte en permanence, nuisent plus encore à une vision correcte. De plus, quand le soleil illumine le pare-brise, de par ma photophobie je ne vois plus rien. Pour contrer l'éblouissement, j'en suis alors réduite à conduire d'une main, l'autre protégeant mes yeux. Ils peinent également à accommoder. Je dois ralentir pour lire les indications et me réjouis à chaque rond-point. Sur un giratoire, je peux me permettre de tourner en rond suffisamment longtemps pour déchiffrer les panneaux tranquillement, sans embêter personne. C'est tout sauf raisonnable.

Je profite en fait d'un point aveugle du système. Chacune des institutions reste centrée sur sa tâche, et n'a pas l'idée de communiquer avec les autres. La Sécurité sociale, ne recevant de contre-ordre de personne, est ravie de remettre un malade au travail. Mes ophtalmologues se focalisent sur leur spécialité. Ils ont d'autres questions à me poser que celle de savoir si je retravaille. Je me garde bien de le leur dire. Mme Douce, ma psychiatre, s'imagine certainement que, si l'on m'a fait reprendre le travail, c'est que j'en suis capable. Je profite d'un non-dit, ou plutôt d'une non-demande. Les questions auraient dû être : comment voyez-vous ? À quel point souffrez-vous ? Quelles en sont les incidences dans votre vie quotidienne et professionnelle ?

Quoi qu'il en soit, je travaille avec tous ces handicaps cumulés et m'applique à le faire le mieux possible. Il faut savoir que les praticiens, quand ils acceptent de nous recevoir, le font avec une amabilité variable. C'est une caractéristique du métier. Arrivant désormais avec mes lunettes noires, je sens à deux ou trois reprises l'œil réprobateur des médecins. Je m'en étonne. Comment peuvent-ils imaginer qu'une déléguée médicale se présente à eux avec cet accessoire sans une raison valable. Il me faut alors me justifier et cela suffit généralement à les détendre.

Certains docteurs se montrent très intéressés par ce qui m'est arrivé. Tout à leur conscience professionnelle, ils me réclament avec insistance le nom précis du médicament responsable. Ayant choisi ici encore de m'en tenir à ma version de l'histoire, j'invoque une classe d'antibiotiques. Je me retranche ensuite derrière la discrétion professionnelle pour ne pas incriminer quelque produit que ce soit.

La majorité des médecins, juste étonnés et un peu intrigués, ne m'interrogent presque pas. Auraient-ils peur d'être pris en défaut ? La maladie, et plus encore ses séquelles, reste à ce jour méconnue, y compris des professionnels. D'autres encore ne semblent absolument pas dérangés par mon apparence. Ils me recevraient de la même manière si j'avais lunettes vert fluo ou un faux nez sur le visage. Paradoxalement, mes lunettes noires qui mangent mon regard charmeur laissent comme une signature. Je suis devenue la « déléguée médicale qui porte des lunettes noires parce qu'elle a fait un syndrome de Lyell ». Dans les salles d'attente, en revanche, les gens ne me dévisagent pas. Après un rapide coup d'œil intrigué, ils retournent à leur occupation de patients, ils patientent.

Chapitre 36

Ma vie privée a retrouvé son cours habituel. Elle est aussi changeante que l'est mon humeur. Je vis par moments en ermite et ne fais pas grand-chose. Mais je peux aussi être d'une activité débordante et sortir à tout va. Parfois, rarement, je me sens normale et régule mes sorties et mon travail.

Quand je suis en mode ermite, je vis isolée de tout et de tous. Je me borne à passer quelques coups de fil afin de garder a minima un contact avec mes amis, tout en les assurant que tout va bien. J'argue d'un trop-plein de travail pour justifier mon absence de sorties. Concernant ma vie professionnelle, je m'en tiens au strict minimum. J'ai heureusement un chef qui me laisse la plus grande des latitudes pour répartir mes journées dans la semaine, selon le mi-temps accordé par la CPAM. Libre de travailler le matin, l'après-midi ou la journée entière, c'est à moi d'optimiser mon temps. Je peux aussi rester chez moi les jours où la douleur, la fatigue ou la lassitude me retiennent au lit.

Dans mes périodes de suractivité, je sors souvent, trop souvent même, lorsque je travaille le lendemain avec parfois la gueule de bois. Je fais alors bien plus que mon mi-temps. De retour chez moi, je tricote des tonnes d'écharpes pour personne. Je cours les magasins de vêtements et dépense tout mon argent. Je fais autant de sport que possible et, à l'aide de loupes, je lis plusieurs livres à la fois. Je m'épuise. Je me demande encore par quelle magie mon organisme, et particulièrement mes yeux, ont pu supporter un tel rythme.

Lors des rares périodes sans excès, il m'arrive de prendre ma voiture. Je vais, seule, toujours avec mes yeux défaillants, rejoindre une collègue et amie à Besançon pour le week-end, ou je pars quelques jours en Bretagne avec une copine. Le fidèle Nordine est toujours présent pour garder mes chats. Je vais aussi, de temps en temps, embrasser mon cousin dans sa jolie maison à la campagne près de Sens. Le plus souvent possible, bien entendu, je vais voir Maman dans le Nord, à Cambrai, ma ville natale.

Pourtant, la douleur oculaire et l'obligation d'humidifier mes yeux toutes les cinq minutes restent un obstacle à une vie sociale complètement normale. C'est en tout cas comme cela que je le vis. Je m'efforce cependant de prendre sur moi, de faire bonne figure, ne serait-ce que pour Stéphane. Lui me semble aller d'autant mieux que je prétends aller bien. C'est très important pour moi.

Ma bonne volonté et mon emploi en mi-temps thérapeutique n'y suffisent cependant pas. Je suis très souvent en arrêt de travail. Depuis la fin de la phase aiguë du Lyell, la fatigue ne me quitte pas. Elle va croissante. À la douleur des yeux, se rajoutent des chalazions, petits kystes infectieux des paupières, fréquents après un Lyell, qui augmentent encore mon inconfort oculaire. Des migraines s'invitent aussi. Elles étaient déjà présentes avant la maladie, mais ont augmenté en fréquence et en intensité. Pour couronner le tout, je dois composer avec un moral en dents de scie. Du fait de mon statut d'employée en mi-temps thérapeutique, après chaque arrêt, je vois le médecin du travail. Il me reçoit donc assez souvent. Avec lui, je suis moi-même. Je m'autorise à lui confier que je souffre de variations d'humeur et combien cela m'est pénible.

Chapitre 37

Son analyse perspicace de mes confidences régulières l'amène à poser un diagnostic qui fait sens. Je souffre de bipolarité. Je suis soulagée par ce constat. Je comprends enfin mes variations d'humeur et leur incohérence. Il écrit un courrier à l'attention du docteur Douce. Elle ne paraît pas surprise des conclusions de son confrère et me fait remplir un questionnaire d'environ 200 items quelque peu répétitifs. Je m'applique à y répondre avec le plus grand sérieux. S'ensuit une discussion longue et franche avec ma psychiatre qui confirme le diagnostic. Une troisième prise en charge à 100% m'est rapidement accordée. Il me semble participer à approfondir ce gouffre financier qu'est le déficit de la Sécurité sociale. Je me sens une nouvelle fois coupable.

On pratique les examens médicaux préalables à la mise en place du traitement de la bipolarité. Je suis réellement soulagée de mettre un nom sur les changements psychologiques dont j'étais une victime involontaire. Tantôt pleine d'un entrain excessif, je faisais mille choses en même temps, ne les terminant pas le plus souvent. J'étais d'un optimisme à tous crins : je riais d'un rien, j'épuisais mon auditoire que je ne laissais pas s'exprimer tant je parlais sans avoir rien à dire. En d'autres temps, à l'inverse, j'étais abattue, molle et active comme une limace, silencieuse comme une religieuse cloîtrée et toujours au bord des larmes. Chacune de ces périodes pouvait durer de quelques semaines à plusieurs mois. Elles laissaient parfois la place à des phases non symptomatiques.

J'en informe mes amis proches. Entrés dans la confidence, ils m'avouent que, certes, ils m'aimaient énormément, mais que de temps en temps, je ne tournais pas rond. Ils avaient bien tenté de m'en faire la remarque, mais je m'étais refusée à l'entendre. Tous sont rassurés que le problème ait été mis en évidence, que j'en aie conscience et qu'il puisse être traité.

Il n'y a pas que des inconvénients à être bipolaire. C'est certainement une de ces phases d'excitation, que l'on qualifie de maniaque, qui m'a aidée à traverser l'épisode délicat que représentait la sortie de l'hôpital de Troyes. J'avais dû abandonner un rythme de vie régulier qui structurait mes journées. C'en était fini du rituel : me lever, manger, faire mes soins, pratiquer mes exercices dans les escaliers, manger à nouveau, regarder la télévision puis dormir. Je n'avais alors ni responsabilité ni autre contrainte. Sortie de ce cocon protecteur, il me fallait reprendre ma vie en main. Mon optimisme du moment, pour artificiel qu'il fût, m'a aidée à me mettre en mouvement, et c'est ainsi qu'avec Maman, nous avons formé un duo de choc face aux administrations paresseuses et antipathiques. Une fois surmontées toutes ces tracasseries, je suis entrée dans une phase dépressive et je n'étais plus bonne à rien.

Après une anamnèse, en de longues discussions avec le docteur Douce, il s'avère que je suis bipolaire depuis longtemps. Le Lyell a en quelque sorte exacerbé cette pathologie. La médecine du travail décide de me mettre en invalidité. Je pense que ce choix est fait, non seulement parce que je suis bipolaire, mais aussi parce que je présente des états de fatigue et de douleurs chroniques, séquelles du Lyell, qu'on ne peut soulager. Je vivrai cette privation d'une activité professionnelle comme un terrible échec, me sentant mise au rebut, considérée comme une incapable.

C'est certainement pour me convaincre du contraire que j'accepte alors d'être parmi les premières à porter un tout nouveau système de lentilles permettant à la fois d'améliorer la vue et de protéger les cornées, de diminuer la photophobie et l'obligation d'humidifier artificiellement les yeux. Pour ce nouveau protocole, il me faut maintenant me rendre tous les trois mois au CHRU de Rouen. Ceci pour plusieurs années. Il n'y a que peu de temps que je me passe de ces prothèses.

Chapitre 38

Pendant l'hospitalisation, c'était l'impression d'être une gêne qui m'avait envahie. Pas pour Maman, qui s'était donné comme mission d'être aussi présente que possible. Vu mon état, ça ne changeait pas grand-chose. Il lui fallait être là. Elle avait donc suivi toutes les étapes de cette maladie à l'issue incertaine. Et elle avait vu combien j'avais mal. Je peine à imaginer l'état d'esprit d'une mère qui voit son enfant souffrir autant. Ce fut pour elle si abominable qu'afin de bien se faire comprendre, à chaque fois qu'elle évoquera la maladie, elle en imposera les photos à ses interlocuteurs. Ce jusqu'à ce que je lui demande d'arrêter.

Ce n'est que pendant ma convalescence que j'ai pris conscience de tout ce que ma Maman avait dû encaisser. Certes, il y avait eu la méchante Christine qui la considérait comme un meuble encombrant, contre lequel on peut se permettre de pester. Mais ce qui me mit bien plus en colère, c'est ce que j'ai appris au moment de quitter Henri Mondor. Est-ce par négligence ou était-elle débordée ? Il se trouve que la cadre infirmière n'avait pas fait son travail. Elle aurait dû informer ma mère qu'elle pouvait loger sur place, la voyant tous les deux ou trois jours à mon chevet. Elle aurait dû savoir, si elle avait étudié mon dossier, que Maman venait de loin pour me voir. Cela aurait évité à ma mère bien des désagréments, de la tension et de la fatigue. Je n'en décolère toujours pas aujourd'hui.

Je m'étonne également qu'il n'y ait eu personne pour lui donner les bases du guidage d'un aveugle. Au début, Maman n'avait pas les gestes : tenir franchement le bras, signaler une marche montante ou descendante, indiquer si elle est grande ou petite, prévenir que l'on va tourner et de quel côté, etc. Il n'est pas évident de se retrouver dans cette situation les toutes premières fois. Elle s'y habitua cependant rapidement, car j'identifiai bien vite mes besoins et lui en fis part. Elle s'appliqua à y répondre consciencieusement et devint une guide parfaite.

Je ne l'avais pas épargnée pendant toute cette période. Je m'en veux encore de lui avoir posé une question qui dut lui faire violence. Pendant la phase critique, j'avais enduré des souffrances indicibles. Si j'avais dû les subir toute ma vie, m'aurait-elle débranchée ? Voilà ce que je lui demandai. Dans quel but ? Je n'en sais rien. Toujours est-il que je ne me souviens pas de sa réponse.

Maman a toujours représenté pour moi le recours ultime en situation d'urgence. C'était vers elle que j'aurais eu besoin de me tourner quand, ayant fait l'amour avec Stéphane, le préservatif avait lâché. J'avais alors ressenti le besoin profond de l'appeler, de tout lui raconter pour qu'elle me console. J'aurais voulu la voir pour pouvoir pleurer, me lâcher complètement, craquer dans ses bras, lui confier mon désarroi, mon trouble, ma peur immense devant cette maladie, devant La Maladie, le SIDA dont mon partenaire était porteur sain. Et pourtant, je n'en avais rien fait. J'avais voulu la protéger, elle qui, peu de temps avant, avait déjà eu à supporter mon cancer. Je ne lui dis rien et je pris consciencieusement la trithérapie qu'on m'avait prescrite.

Or, c'est justement cette fichue trithérapie prophylactique, que j'avais cachée à Maman, qui avait bouleversé ma vie et la sienne. C'est triste à pleurer. Et par manque de courage, par peur de son jugement, j'allais mentir et accuser une autre classe de molécules que je sais capable de déclencher un Lyell. Mentant à Maman, il me fallait mentir à tout le monde, à mes amis, à mes collègues, au reste de la famille et, encore aujourd'hui, j'en ai honte. Vouloir épargner Maman m'a emmenée dans un tourbillon de mensonges dans lequel je me suis presque noyée.

Je te demande pardon, Maman. Pardon d'avoir fait l'amour avec un garçon que j'aimais, pardon que ce garçon ait été séropositif, pardon que le préservatif ait rompu, pardon qu'il ait fallu prendre une cochonnerie de traitement, mais une cochonnerie qui sauve des vies, pardon de ne pas te l'avoir dit, pardon que ce traitement m'ait rendue si malade et t'ait tant fait souffrir, pardon d'avoir continué à mentir sur l'origine du Lyell, pardon d'avoir été honteuse au point de te trahir.

Il n'y a que peu de temps que j'ai révélé la vérité à Maman. Par une belle journée ensoleillée, je suis allée lui rendre visite. J'ai pris la décision de tout lui dire. Le temps que j'en trouve le courage, la voilà partie préparer le repas dans la cuisine. Je prends une grande inspiration, me redresse, puis, comme pour préparer la scène, je m'assois. Me sentant prête, je lui demande de venir, lui indiquant où elle doit s'asseoir. En préambule, je lui demande d'être attentive à ce que je vais dire. Que pense-t-elle à cet instant ? Se demande-t-elle ce que je vais lui asséner de nouveau ? Je n'en mène pas large, mais il faut en finir. Avec autant de délicatesse que possible, je raconte. Mon aventure d'un soir avec Stéphane, la trahison du préservatif, le départ précipité aux urgences, le traitement et sa responsabilité dans le déclenchement du Lyell. Ma voix tremble, je suis mal à l'aise, j'ai peur. Peur de son incompréhension.

En deux phrases, elle me fait comprendre que cela n'a pas grande importance. Elle s'en retourne à la cuisine, me laissant dans un grand désappointement. Trempée de sueur, je suis désarçonnée, soulagée pourtant d'avoir percé l'abcès, mais un abcès qui finalement ne concernait que moi. Tout ça pour ça…

Chapitre 39

Le Lyell est déjà loin derrière moi, tout au moins sa phase aiguë. J'ai entrepris le récit de ma maladie, sur lequel je travaille à la campagne. Je suis hébergée dans une grande et belle longère. En cet été 2020, le temps est beau et m'incite à marcher, activité que je pratique avec plaisir. La chienne de la maison, jeune et enthousiaste, ne demande que ça. Je décide donc de l'emmener avec moi. Je n'ai pas mesuré sa force.

Une fois passé le portail, je m'engage dans la rue principale du hameau. Très vite, elle commence à me tracter. Il me semble encore pouvoir la retenir. C'est oublier l'intérêt que l'animal peut porter à ses congénères. Dès la première manifestation d'un chien voisin, elle tire d'un coup sec et je chute. Aussitôt, je ressens une douleur vive à l'épaule. Il me semble qu'elle est arrachée. Je ramène aussitôt la chienne.

Cette douleur, en d'autres temps, m'aurait été insupportable. Je décide pourtant de passer outre, afin de ne déranger personne. Avec le recul, je vois là une séquelle de ma maladie. Ayant tellement souffert lors de la phase aiguë, j'ai une capacité à endurer les sensations désagréables qui me fait négliger les signaux que mon corps m'envoie. En l'occurrence, tenir compte du message douloureux m'aurait amenée à consulter au plus vite. Ceci aurait permis une opération à chaud. Au lieu de ça, je m'efforce de me plaindre le moins possible.

De retour à Cambrai, la douleur ne me quitte pas. Je finis par prendre rendez-vous chez mon médecin. Il décide alors de me faire passer des examens exploratoires. Il s'avère que j'ai effectivement une lésion à l'épaule. Mon docteur m'oriente vers un spécialiste. Après une batterie d'examens complémentaires, le diagnostic est posé. J'ai une fracture d'arrachement de l'épaule que l'on appelle lésion de Bankart. Prise à temps, elle aurait été opérable. Il est trop tard pour cela. Reste la kinésithérapie pour remettre l'articulation en place. Dans l'immédiat, mon médecin traitant me prescrit un anti-inflammatoire. Je le prends consciencieusement.

Au bout de trois jours, un samedi soir, je perçois sur mes joues des sensations qui me rappellent quelque chose. Immédiatement, j'ai l'impression que mon visage gonfle. Je me rends en toute hâte dans la salle de bains. Le miroir me confirme la présence de rougeurs. Il me semble aussi que mes yeux s'irritent. Je me précipite alors sur le thermomètre. Ma température est normale, mais cela ne suffit pas à me rassurer. D'autant que les rougeurs aux joues semblent s'accentuer.

Je suis en panique. Il me semble perdre pied. Que faire ? Appeler le SAMU ? Je suis intimement convaincue que le service des urgences de Cambrai ne sera pas en mesure de reconnaître, puis de prendre en charge un Lyell. Appeler Maman ? Encore une fois, j'ai envie de la protéger. Totalement désorientée, j'appelle mon amie Sylvie. Elle sait tout de ma maladie. Je lui explique dans le détail ce qui m'arrive, et avec beaucoup de bon sens, elle me propose d'attendre un peu. Cette option est bien évidemment à déconseiller dans le cas d'un Lyell, mais comme elle me le souligne, je n'ai pas de fièvre, premier symptôme alarmant de la pathologie.

Je ne suis qu'à moitié rassurée. Suffisamment pourtant pour appeler Maman. Après lui avoir tout raconté, je raccroche et me retrouve seule avec moi-même. C'est ce que j'avais tenté d'éviter en passant mes appels. Mon cerveau se met à fonctionner en boucle avec un thème principal : le Lyell. Dois-je appeler l'hôpital ? Si oui, vaut-il mieux contacter directement le service d'Henri Mondor ? Mais que peuvent-ils faire de si loin ? Que vont-ils faire de moi ? Mais non, en fait, je n'ai rien. Il n'empêche qu'il y a ce feu aux joues. Qu'est-ce que je vais faire du chat ? Le mettre chez Maman ? Et Maman, est-ce qu'elle va encore supporter ça ? Je suis en pyjama. Il faut que je prépare une valise. Mais non, je n'ai pas besoin de vêtements. Des affaires de toilette, peut-être ? Est-ce que je vais survivre cette fois-ci ?

Toute la nuit, je m'évertue à me convaincre qu'en l'absence de fièvre, je n'ai pas fait une rechute. Je ne dors pas de la nuit ; je somnole tout au plus. Le lendemain matin, je suis soulagée par l'absence d'évolution critique, même si je ne peux me débarrasser de ce « et si ? » Mais un Lyell aurait empiré. Je n'ai toujours pas de fièvre, les yeux n'ont pas bullé, la bouche non plus. J'ai certes des démangeaisons sur le visage, mais ce n'était vraisemblablement qu'une petite réaction allergique. Je décide d'abandonner mon anti-inflammatoire, et me promets de ne plus jamais en prendre.

Reste cet épisode de panique. Je ne m'y reconnais pas. Ayant fait la promotion de produits pharmaceutiques, je suis, ou plutôt j'étais, en totale confiance. Quelque chose a changé, qui n'est pas du ressort de la pensée rationnelle. Il me semble que c'est tout mon corps qui m'a dicté ma conduite pendant quelques heures. Un corps qui se souvient. Un corps qui a peur.

Chapitre 40

J'ai changé. J'ai beau essayer de me convaincre que je suis toujours la même, je ne peux que constater que cet épisode de ma vie m'a transformée. Ce sentiment m'est très étrange. J'ai du mal à l'admettre. Qui suis-je en somme ? Qui serais-je aujourd'hui si cette fichue maladie n'avait pas fait irruption dans le cours de ma vie. J'ai vécu cette pathologie comme un terrible manque de chance, mais également comme une aventure médicale et humaine hors du commun. On me dira qu'effectivement, deux sur un million, ce n'est pas commun. J'ai tout de même failli perdre la vie. Certains rescapés d'accidents de la vie disent avoir changé leur rapport à l'existence. Je n'ai pas l'impression que ce soit mon cas.

Ce qui est certain, c'est que je suis devenue plus sensible à la douleur physique ou psychologique de mes semblables. Je fonds facilement en larmes face aux malheurs, petits ou grands, qui frappent les vivants. En revanche, je relativise énormément les douleurs physiques qui m'atteignent. La phase aiguë m'avait mise à rude épreuve. Pendant la phase chronique, les souffrances ont été nombreuses et intenses, mais je les ai acceptées avec un certain fatalisme, d'autant que rien ne pouvait les soulager. Je me rappelle particulièrement les souffrances des yeux. L'intensité de la douleur n'avait plus rien à voir avec celles de la phase aiguë mais elles étaient encore très pénibles. Je pense aussi aux migraines qui me vrillaient la tête presque chaque semaine et qui me clouaient au lit dans le noir avec une envie immense de me percer le crâne.

Je vis mieux maintenant. Ma bipolarité a été correctement prise en charge. Elle est à peu près équilibrée. J'ai parfois comme un sentiment de fierté d'avoir traversé cette aventure du Lyell. Je me sens victorieuse d'être là, vivante et capable d'en supporter les séquelles. Je ne me considère pourtant pas comme guérie. La page n'est pas tournée. La sera-t-elle un jour…

Chaque fois que les souffrances induites par le syndrome de Lyell m'ont fait vaciller le cœur, j'ai pensé à toutes les personnes torturées dans le présent ou le passé. Cette maladie m'évoque toujours les victimes des dictatures actuelles ou pas si lointaines, les innocents pris dans les griffes des nazis, des staliniens ou des khmers rouges. Certains s'en sont sortis, et c'est mon cas. Je suis vivante pour pouvoir témoigner de l'enfer que j'ai traversé. Et aussi pour espérer qu'il y ait plus souvent des mains qui s'égarent et caressent un instant les cheveux d'un malade allongé, qu'il soit ou non nu, inerte, puant et douloureux, douloureux, douloureux.

Manque de pot ou la faute à pas de chance ?
par Philippe Cabestan

La vie est vraiment injuste, trop injuste ! Alors que des vieillards s'éteignent paisiblement dans leur sommeil, des jeunes gens sont rongés par le cancer et sont emportés avant d'atteindre la majorité. Tandis que les bonnes fées semblent s'être réunies autour du berceau de celui-ci, celui-là est né lourdement handicapé pour la vie. En écrivant ces premières lignes, je ne peux pas ne pas penser à des amis de longue date dont le fils est atteint de la myopathie de Duchenne : il avait onze ou douze ans lorsque la maladie s'est déclarée, ses muscles se sont alors progressivement atrophiés et il s'est retrouvé au bout de quelques années cloué dans un fauteuil roulant. Ni lui ni ses parents n'avaient mérité cela. Au moins, dira-t-on, il ne souffre pas. Même s'il lui arrive d'avoir mal au dos, il ne souffre pas *physiquement*. Mais il y a tout le reste, tout ce qui lui est interdit, à lui, et non aux autres. Cependant, difficile, en toute rigueur, de crier à l'injustice. Contre qui pourrait-il bien porter plainte ? Contre ses parents ? Contre la nature ? La santé n'est pas plus un droit que la beauté ou la force. Chacun est comme il est et doit faire avec. La liberté se heurte ici à la facticité, c'est-à-dire à ce qui s'impose à elle avec une nécessité de fait.

Cependant, tout n'est pas la faute à pas de chance ! La reconnaissance de cet état de fait ne doit naturellement pas servir à occulter les injustices sociales qui viennent parfois s'y conjuguer et creuser dramatiquement les écarts. Dans le cas de Bénédicte et de la maladie de Lyell (dont j'ignorais jusqu'à maintenant l'existence et dont j'ai appris à prononcer le nom : laïeul comme aïeul ou glaïeul), les choses sont plus compliquées. D'un côté, l'industrie pharmaceutique n'est pas blanche comme neige puisqu'il s'agit d'une allergie médicamenteuse. On sait que certains antibiotiques ou anti-inflammatoires peuvent, à l'instar de la trithérapie prophylactique, provoquer la maladie de Lyell. Elle dit qu'elle aurait aimé être en colère, comme cette femme d'une trentaine d'années, qu'elle croise dans la salle d'attente d'un service d'ophtalmologie et qui en veut à tous les *« fabricants de médicaments »*. Mais, d'un autre côté, elle reconnaît le caractère rarissime du risque (deux cas par an sur un million). Elle ajoute même qu'après tout, à ses yeux, elle en était arrivée là parce qu'elle avait « fauté ». Au point de demander pardon à sa Maman qui l'a soutenue sans faille. Sur cette question de sa faute et de sa culpabilité, je dois dire que j'ai un peu de mal à la suivre. De quelle faute s'agit-il ? D'avoir un soir couché avec un homme séropositif dont le préservatif s'est déchiré ? Mais ce n'est là la faute ni de l'un ni de l'autre. Du reste, *in fine*, Bénédicte écrit elle-même qu'elle a vécu *« cette pathologie comme un terrible manque de chance »*. Et il est vrai que ce que nous pourrions également appeler le destin, au sens de ce qui nous arrive et que nous n'avons pas choisi, s'est montré particulièrement cruel avec elle.

En effet, ce qui frappe dans ce récit, c'est la manière dont la souffrance avant tout physique règne en maître absolu. La maladie de Lyell ou la maladie de l'écorché vif ! L'enfer sur terre comme au ciel ! Un chrétien pensera peut-être à la passion du Christ. Mais au moins, le Christ a une mission. Il ne souffre pas pour des prunes. En mourant sur la croix, il ne sauve, lui, rien de moins que l'humanité. Plus d'un serait prêt à embrasser une mort aussi héroïque et glorieuse. Dans le cas de Bénédicte, il n'y a rien de tel. Son martyre est insensé, absurde, au service d'aucune cause. *« Je n'étais plus que douleur sur mon lit »*, écrit-elle à plusieurs reprises. La douleur et Bénédicte ne font plus qu'un. Aussi, comme ceux que l'on torture, Bénédicte ne souhaite-t-elle qu'une seule chose : s'évanouir afin de ne plus ressentir la douleur et échapper à son fatal bourreau. Car même ses larmes de douleur, comme de la lave en fusion sur sa chair sans épiderme, la torturent ; l'eau en apparence salvatrice du bain quotidien la brûle ; ses yeux, ses lèvres sont des muqueuses qui tendent à fusionner. À dire vrai, quand la maladie est dans sa phase aiguë, la douleur est telle qu'elle n'est même plus localisable. Ce n'est que lorsqu'elle quitte l'unité de soins intensifs qu'il lui est possible de distinguer entre les diverses douleurs qui l'assaillent. On se demande où Bénédicte a bien pu puiser la force, l'énergie, mieux : le courage de ne pas mettre fin à ses jours. D'autant que si elle est physique, la souffrance est également morale. Il y a d'abord l'angoisse d'y laisser sa peau. De fait, pendant plusieurs semaines, le pronostic vital est engagé. Il y a la certitude désespérée qu'il ne sera plus possible de vivre comme avant. Sans oublier la honte et même le dégoût de soi : *« Nue sur mon lit d'hôpital, je m'imaginais ressembler à une chipolata faisandée et mal grillée »*.

Mais dans son malheur, Bénédicte n'est pas seule. Sa mère, ses frères, ses amis : Nordine, Stéphane – sans oublier ses chats – sont là. Et sont là surtout ces femmes et ces hommes, qui infirmiers, qui aides-soignants, qui médecins, dont la tâche est de prendre soin d'elle. Tous font ce qu'ils peuvent pour soulager ses souffrances. Mais un jour, l'un d'eux aura un geste qui restera à jamais gravé dans sa mémoire : au cours d'une de ces visites médicales *« si dégradantes pour moi »*, écrit-elle, *« quelqu'un a passé sa main sur ma tête, m'a caressé brièvement les cheveux »*. Nous apprenons ainsi que soigner, par-delà les actes dictés par le savoir médical, engage cette forme d'humanité qu'on appelle de nos jours l'empathie et qui, en un instant, par la grâce d'un geste, restaure la dignité du patient.

Printed in Poland
by Amazon Fulfillment
Poland Sp. z o.o., Wrocław

16968439R00069